Il Manuale del Neogenitore

Guida per il futuro papà e la futura mamma

Daniel Amoureux

Sommario

A mio figlio,

a mia moglie.

INTRODUZIONE

Benvenuti ne "Il Manuale del Neogenitore: Guida per il Futuro Papà e la Futura Mamma". Questo libro è stato ideato con un unico scopo: fornire una bussola affidabile e pratica per i genitori alle prime armi, un faro di luce in un viaggio che è allo stesso tempo entusiasmante e spaventoso.

Essere genitori è uno dei compiti più significativi e gratificanti della vita. È un'avventura che trasforma le nostre vite in modi che non avremmo mai potuto immaginare. Ma, come ogni grande viaggio, richiede preparazione, orientamento e, soprattutto, supporto. Ed è qui che questo manuale entra in gioco.

Indipendentemente dal fatto che siate in attesa del vostro bambino o che siate già immersi nel meraviglioso caos della vita con un neonato, questa guida offre consigli pratici, suggerimenti testati sul campo e un sostegno empatico per affrontare ogni sfida che incontrerete lungo il percorso.

Dal test di gravidanza al parto, dai pannolini ai pisolini, esploreremo ogni aspetto di questa incredibile avventura insieme. Con un approccio inclusivo e rispettoso, affronteremo le domande difficili e le paure comuni, condividerò con voi le mie esperienze e fornirò risorse preziose per aiutarvi a essere più consapevoli. Che siate mamme o papà, questo manuale è pensato per essere un alleato affidabile: preparatevi a scoprire il meraviglioso mondo della genitorialità e soprattutto ad amare ogni istante della vostra nuova vita.

Tutti i capitoli saranno strutturati in tre sezioni: nella prima, scritta in corsivo, condividerò la mia esperienza personale; nella seconda, approfondiremo gli aspetti generali dell'argomento in questione; infine, concluderò il capitolo rispondendo ad alcune delle domande più comuni.

Se troverai utile questo libro e ti sarà piaciuto, considera di condividerlo o di consigliarlo ai tuoi amici neogenitori. In questo modo, potrai aiutare anche loro a muovere i primi passi in questa fantastica avventura!

1- IL TEST

"Un giorno, io e mia moglie ci ritrovammo a discutere se fossimo pronti per avere un bambino. Era un'incognita che ci tormentava da tempo, una decisione che richiedeva coraggio e determinazione.

Per me, la prospettiva di diventare padre era pervasa soprattutto dall'insicurezza. Avevo paura di non essere all'altezza, di non essere in grado di fornire l'amore e il sostegno di cui il nostro bambino avrebbe avuto bisogno. Ma c'era anche quel desiderio profondo di trasmettere il meglio di me stesso, di condividere con un piccolo me tutto ciò che avevo imparato dalla vita. Mia moglie, d'altra parte, era più sicura di me. Aveva sempre sognato di diventare madre, di stringere tra le braccia quel miracolo della natura, di veder crescere un pezzo di noi. Ma sapeva anche quanto fosse impegnativo e quanto sacrificio richiedesse. Alla fine, dopo aver considerato attentamente ogni aspetto, decidemmo di dare una possibilità al destino, anche se questa faticò ad arrivare.

Era praticamente un anno che cercavamo di avere un bambino, non è un'azione immediata come molte persone pensano. Eravamo al settimo cielo quando finalmente il test risultò positivo, ma non immaginavamo cosa sarebbe accaduto poco più tardi. Infatti, dopo due giorni, il sogno si infranse. Mia moglie ebbe delle perdite e dovette correre di corsa in ospedale. I medici, dopo averla visitata, le fecero due prelievi del sangue per rilevare l'andamento dell'ormone della gravidanza. Vedendo che il valore era in forte calo ci dissero che il bambino, tanto atteso, non c'era più.

Tornati a casa eravamo distrutti, anche se scientificamente era solo un embrione, per noi era già il nostro bambino.

Il nostro amore e il nostro forte legame ci ha permesso però di sostenerci reciprocamente e superare l'evento. Dopo poco tempo, infatti, mia moglie era nuovamente incinta e questa volta è stata quella buona! Tenemmo il test di gravidanza finché non si scaricarono le batterie per ricordarci che era tutto vero..."

-

Il test di gravidanza rappresenta un momento cruciale e significativo per molte coppie che si trovano di fronte alla possibilità di avere un bambino o che credono di aspettarlo. È un passo importante lungo il percorso verso la genitorialità, carico di una gamma complessa di emozioni che spaziano dall'eccitazione all'incertezza, dall'ansia alla speranza.

Di solito, si inizia con il classico test di gravidanza casalingo, facile e veloce, che rileva l'ormone beta HCG nelle urine, conosciuto come "ormone della gravidanza". Questo ormone è prodotto in grandi quantità nelle prime settimane di gravidanza, con il picco massimo tra la decima e la dodicesima settimana. Tuttavia, raramente le future mamme possono aspettare così a lungo prima di fare il test, poiché il desiderio di avere un bambino è spesso un sogno che abbracciano con grande amore e dedizione.

L'attesa del risultato è un momento carico di speranza, dove ci si aggrappa alla possibilità di vedere due linee o un simbolo positivo che confermi la gioiosa notizia. Quel test rappresenta il primo passo concreto verso il futuro desiderato.

Tuttavia, accanto a questa gioia anticipata, il test di gravidanza porta anche con sé una certa dose di preoccupazione. L'attesa del risultato, infatti, può essere accompagnata da un'intensa ansia, con la mente che oscilla tra il timore di un possibile risultato negativo e la speranza di una conferma positiva. Ogni minuto che passa prima della lettura del test sembrerà interminabile.

Coloro che hanno affrontato precedenti difficoltà o hanno vissuto perdite prenatali possono essere più sensibili degli altri riguardo l'esito del test. Le cicatrici emotive del passato possono, infatti, rendere ogni tentativo una sfida carica di tensioni.

Il test di gravidanza rappresenta molto più di un semplice esame medico: è un momento ricco di significato e simbolismo per le coppie che desiderano avere un bambino. È un momento in cui le speranze, i sogni e le paure si mescolano insieme, creando un'esperienza emotivamente carica che segna l'inizio di un nuovo capitolo nella vita di una coppia.

\-

Quando è il momento migliore per fare un test di gravidanza? Il momento migliore è dopo aver atteso almeno una settimana dal giorno in cui ci si aspettava il ciclo mestruale. È consigliabile fare il test al mattino, quando l'urina è più concentrata e la concentrazione dell'ormone beta-HCG è più alta.

Come posso essere sicura che il test di gravidanza sia affidabile? È importante seguire attentamente le istruzioni del test di gravidanza per garantire risultati accurati. Utilizzare un test di gravidanza di marca affidabile e controllare la data di scadenza. Se si è in dubbio sui risultati, è consigliabile ripetere il test o consultare un professionista sanitario.

Cosa significa se il test di gravidanza mostra una linea leggera o un risultato indefinito? Una linea leggera o un risultato indefinito potrebbero indicare una gravidanza iniziale o una bassa concentrazione di beta-HCG nell'urina. In tal caso, è consigliabile ripetere il test dopo alcuni giorni o consultare un medico per un esame più approfondito.

Possono influenzare il risultato del test di gravidanza alcuni farmaci o condizioni mediche? Alcuni farmaci e condizioni mediche, come terapie ormonali o disturbi della tiroide, potrebbero influenzare il risultato del test di gravidanza. È consigliabile consultare un medico se si sta assumendo farmaci o si hanno condizioni mediche che potrebbero interferire con il test.

Posso ottenere un falso negativo o un falso positivo con un test di gravidanza? Sì, è possibile ottenere sia falsi negativi che falsi positivi con i test di gravidanza. I falsi negativi possono verificarsi se il test viene eseguito troppo presto o se non viene seguito correttamente. I falsi positivi possono anche essere causati, come visto nella risposta precedente, da alcuni farmaci o condizioni mediche. Ricordo, che in caso di dubbi sui risultati, è consigliabile ripetere il test o consultare un professionista sanitario.

2- LA SCOPERTA

"Nell'istante in cui mia moglie mi fece vedere il test, mi si stampò un sorriso ebete sulla faccia e le chiesi varie volte conferma cercando di guadagnare del tempo per elaborare la notizia, non potevo crederci. Quando realizzai la notizia, le corsi incontro, abbracciandola in una stretta amorevole e protettiva. Nei giorni successivi al test, la mia mente era come se galleggiasse, tutto sembrava ovattato, l'unico pensiero che avevo in testa era che stavo diventando papà. Però, nonostante volessi diventare padre, non mi sentivo per niente pronto e per niente adatto. Mi sentivo ancora un ragazzino, solo la parola padre mi spaventava. La mia vita ruotava ancora intorno a me, con tutto il tempo libero dedicato a coltivare i miei hobby e le mie passioni. Chiesi quindi consiglio ad un mio caro amico, che di figli ne aveva già ben tre. Una sera, durante una cena a casa sua, gli chiesi semplicemente come faceva a prendersi cura di tre marmocchi senza impazzire. Lui sorrise, comprendendo immediatamente ciò che volevo chiedergli e con semplicità e onestà mi rispose che tutto verrà naturale. Ho sempre avuto fiducia in lui e quelle parole mi rassicurarono: non ci pensai più. Tornai con i

piedi per terra e attesi pazientemente i mesi successivi. Vi posso garantire che aveva ragione, io non ho mai provato una grande simpatia per i bambini, ma quando il bambino è il tuo è tutta un'altra cosa... "

-

Se hai appena ricevuto la notizia o avete fatto il test e avete appena scoperto di aspettare un bambino, congratulazioni! Che sia stato pianificato o meno, potreste sentirvi in un turbinio di emozioni quale eccitazione, ansia, isolamento e persino tristezza. Ma non preoccupatevi, è del tutto normale provare tutte queste sensazioni. Tuttavia, per affrontare questo percorso, dovete essere pronti non solo a livello emotivo, ma anche fisico e mentale. Non sarà facile, ma prepararsi vi aiuterà sicuramente a sapere cosa aspettarvi. È importante anche rendersi conto che la neomamma subirà molti cambiamenti nei prossimi nove mesi e nel primo anno di vita del bambino.

Da questo momento in poi, le vostre certezze, i vostri programmi di viaggio, i vostri hobby e le vostre abitudini subiranno un cambiamento drastico. È vero che potreste pensare che gli amici saranno sempre lì per voi, ma spesso, chi non ha figli, non può davvero comprendere ciò che state vivendo. È un'esperienza che va provata, e solo un altro genitore può davvero capire le vostre sfide e le vostre gioie.

Essere genitore richiederà di imparare a prendersi cura del bambino, essere un supporto per il proprio partner quando c'è un momento di difficoltà e gestire il tuo tempo libero in modo efficace. È normale sentire lo stress mentre si cerca di bilanciare la gravidanza, il benessere mentale e fisico e le nuove responsabilità finanziarie. Se vi sentite sopraffatti non esitare a chiedere consiglio a chi ha già vissuto questa esperienza o a rivolgervi a un consulente. Con il tempo, svilupperete le vostre capacità di genitori e vi renderete conto di essere in grado di gestire tutto questo con successo, apportando un grande contributo alla vostra nuova famiglia. Concentrandovi sul presente e imparando le giuste strategie, la nuova avventura potrà solo che andare bene. Scoprirete presto quanto prezioso e gratificante sia il vostro nuovo ruolo nel mondo.

-

Come posso annunciare al mio partner che sono incinta in modo speciale e significativo? Puoi considerare idee creative come una cena romantica, un regalo personalizzato o una sorpresa durante un momento speciale insieme.

Cosa fare se il mio partner reagisce in modo negativo o non come mi aspettavo? È importante essere pazienti e comprensivi. Ascolta le preoccupazioni del tuo partner e offri supporto emotivo. Cerca di capire le sue paure o preoccupazioni e rassicuralo sul fatto che affronterete questa nuova avventura insieme.

Come gestire la situazione se il mio partner sembra eccessivamente entusiasta o poco coinvolto? Comunica apertamente e onestamente con il tuo partner. Esprimi le tue aspettative e il tipo di supporto di cui hai bisogno durante la gravidanza. Cerca di comprendere la sua reazione e lavorate insieme per trovare un equilibrio che funzioni per entrambi.

Cosa fare se il mio partner chiede domande alle quali non so rispondere? Non c'è nulla di sbagliato nel non sapere tutte le risposte. Ammettere di non saperlo può essere una risposta onesta e valida. Insieme potete cercare informazioni attendibili e consultare un professionista medico o un consulente per rispondere a tutte le vostre domande.

Come affrontare le emozioni se la mia gravidanza non è stata pianificata o se sorgono dubbi sulla relazione? È normale provare una gamma di emozioni in queste circostanze. Ricordo di comunicare apertamente con il partner e di condividere i propri sentimenti. Se necessario, considera il supporto di un consulente o di un gruppo di supporto per affrontare le sfide e prendere decisioni sane per il tuo futuro e quello del bambino.

3- IL CAMBIAMENTO

"Ormai, durante l'estate, la pancia si notava e la notizia si era diffusa tra amici e parenti. Andammo in vacanza al mare in auto e, ogni due ore, ci fermavamo per evitare le sollecitazioni delle continue vibrazioni. Mia moglie iniziò a percepire i primi movimenti del bambino e mi disse che era una sensazione veramente particolare. Immagino che, sentire una creatura che si muove all'interno del proprio corpo, dev'essere stranissimo, ma sicuramente straordinario. I mesi centrali della gravidanza iniziarono a trasformarci, ora era tangibile, non era più un'immagine su uno schermo o un pensiero, era lì da vedere e da sentire. Si instaurò in noi due il senso del dovere, la necessità di proteggere nostro figlio da tutto ciò che avrebbe potuto fargli del male. Una mattina di quell'estate, in spiaggia, ci fu uno spettacolo dell'Aeronautica Militare che prevedeva voli in formazione e parecchie acrobazie pericolose. I potenti motori facevano vibrare l'aria ed il rombo era quasi assordante. Mia moglie, per paura di rovinare l'udito del nostro piccolo, usò l'asciugamano per coprirsi la pancia. Io la immortalai in una foto, era troppo divertente quella scena, ma comunque, quel piccolo gesto, dimostrava

l'amore e il senso di protezione che già si era instaurato in lei... "

-

Durante la gravidanza, il corpo della donna sperimenta una serie di cambiamenti che possono richiedere rassicurazioni. Anche dopo il parto, molti di questi cambiamenti persistono e la neomamma potrebbe sentirsi impaziente nel tornare alla sua forma precedente. Questo desiderio potrebbe portarla a cercare prodotti di bellezza per migliorare la sua pelle, ma è importante prestare attenzione poiché alcuni di questi potrebbero rappresentare un rischio per il bambino. È cruciale dedicare del tempo per determinare quali prodotti siano sicuri da utilizzare durante questa fase.

La maggior parte dei sintomi associati ai cambiamenti ormonali durante la gravidanza è normale, ma altri potrebbero richiedere l'intervento di un medico. Esaminiamo quindi i cambiamenti fisici tipici della donna in dolce attesa.

Uno dei primi segnali è l'aumento di peso. Durante la gravidanza, diversi fattori contribuiscono a questo aumento, tra cui l'ingrandimento dell'utero e la crescita del bambino, oltre alla preparazione della placenta.

Inoltre, gli ormoni preparano il seno alla produzione di latte; quindi, non è sorprendente che aumenti di dimensioni e diventi più sensibile del solito.

La cervice subisce cambiamenti fisici, ispessendosi per supportare il bambino in crescita, mentre possono verificarsi cambiamenti della pelle come il melasma e lo scurimento della pelle intorno ai capezzoli, insieme alla comparsa di linee scure come la linea nigra e smagliature dovute allo stiramento della pelle e ai cambiamenti ormonali.

Un altro segnale importante è l'aumento della temperatura corporea, poiché il corpo tende a mantenere una temperatura interna leggermente più elevata del solito durante la gravidanza.

Il cuore lavora in modo più intenso per pompare sangue all'utero in crescita, mentre gli ormoni della gravidanza favoriscono il rilassamento dei vasi sanguigni, agevolando il flusso di sangue e aumentando l'attività cardiaca.

Inoltre, è comune sperimentare cambiamenti sensoriali, come un aumento delle percezioni visive, gustative e olfattive, insieme a modifiche respiratorie dovute all'aumento della quantità di ossigeno trasportata dal sangue.

Quali sono i disturbi comuni durante la gravidanza e come prevenirli? I disturbi principali includono la nausea mattutina e il diabete gestazionale. È importante seguire una dieta equilibrata, di cui parleremo dopo, fare esercizio fisico di bassa intensità regolarmente e monitorare la propria salute sotto la supervisione del medico.

Quali sono i prodotti sicuri per migliorare la salute della pelle e del corpo durante la gravidanza? È consigliabile utilizzare prodotti per la cura della pelle e del corpo privi di sostanze chimiche dannose come i parabeni e i ftalati. È possibile optare per creme idratanti senza profumo, oli naturali come l'olio di cocco e prodotti specifici per le smagliature.

Come gestire i cambiamenti del corpo e l'aumento di peso durante la gravidanza? È importante seguire una dieta equilibrata ricca di frutta, verdura, proteine magre e cereali integrali. Inoltre, come per prevenire i disturbi citati nella prima risposta, è necessario fare movimento. È essenziale ascoltare il proprio corpo, prendersi cura di sé e accettare i cambiamenti che avvengono naturalmente durante la gravidanza.

Quali sono i segnali di allarme durante la gravidanza che richiedono un intervento medico immediato? Alcuni segnali di allarme includono dolore addominale grave, perdite vaginali anomale, febbre alta, gonfiore improvviso delle mani, del viso o delle gambe, e riduzione dei movimenti fetali. In caso di questi sintomi, è importante contattare immediatamente il medico.

Come gestire il mal di schiena e altri dolori muscoloscheletrici durante la gravidanza? È consigliabile mantenere una postura corretta, fare esercizi di rafforzamento muscolare e praticare tecniche di rilassamento come lo yoga e il massaggio. Inoltre, si possono utilizzare cuscini ergonomici per ridurre la pressione sulla schiena e migliorare il comfort.

Quali sono i cambiamenti della libido durante la gravidanza e come affrontarli? È normale sperimentare fluttuazioni della libido durante la gravidanza, dovute a cambiamenti ormonali e fisici. È importante comunicare apertamente con il partner, esplorare nuovi modi per mantenere l'intimità e cercare il sostegno di un terapeuta se necessario.

Quali sono i cambiamenti nel sonno durante la gravidanza e come migliorarne la qualità? Insonnia, frequenti risvegli notturni e sonnolenza diurna. È consigliabile creare una routine di sonno rilassante, mantenere una temperatura fresca e confortevole nella stanza da letto e praticare tecniche di rilassamento come la meditazione.

4- LA GRAVIDANZA

"L'allegria è stata la protagonista del primo periodo. Il fatto di essere gli unici a sapere della gravidanza, ci ha messo alla prova in varie situazioni molto divertenti. Nel momento della prima visita ginecologica, ad esempio, scoprimmo che il nostro bambino era letteralmente grande come un mirtillo! Ogni volta che sentivamo pronunciare questa parola, un sorriso si dipingeva sulle nostre labbra.

La sera dopo era il mio compleanno, eravamo stati invitati a cena dai miei genitori per festeggiare tutti insieme. Quando arrivammo, sapendo che a mia moglie piaceva il Sushi, ci fecero trovare sulla tavola una montagna di piattini di pesce crudo. Mia moglie non poteva mangiare praticamente nulla: gli alimenti crudi erano vietati dalla sua dieta in quanto possibili portatori di agenti patogeni pericolosi per il bambino. Comunque, riuscimmo a non destare sospetti scambiandoci più volte il piatto senza farci vedere. Alla fine della serata, mia moglie non aveva praticamente mangiato nulla, mentre io stavo scoppiando!

Arrivò il momento della torta di compleanno, finalmente la mia lei poteva mettere qualcosa sotto i denti. Dopo aver spento le candele e scattato le solite fotografie di ricordo, mia madre tagliò la torta e ce ne diede un pezzo per ciascuno. Immaginate quando trovammo dei mirtilli all'interno della torta: fu difficilissimo trattenersi dal ridere.

Invece, durante la seconda visita di controllo, ci fu un evento che ci cambiò per sempre: ascoltammo i primi battiti cardiaci di nostro figlio. Era un battito rapidissimo, batteva così forte che sembrava volesse dirci che stava crescendo il più veloce possibile, che non vedeva l'ora di nascere e far parte della nostra famiglia... "

-

Il periodo della gravidanza è molto più di una semplice fase fisiologica; è un viaggio unico e straordinario che rivoluziona la vita di una donna in ogni aspetto. Questo percorso è caratterizzato, come abbiamo spiegato nei precedenti capitoli, da una serie di trasformazioni profonde, sia fisiche che emotive, che aprono le porte a un'esperienza unica, ricca di sfide e gioie.

La gravidanza è caratterizzata anche da una connessione unica e indissolubile tra la madre e il bambino che si sviluppa nel suo grembo.

Le future mamme vivono un turbinio di sentimenti mentre si preparano ad accogliere il loro piccolo nel mondo, sperimentando momenti di pura gioia insieme a momenti di incertezza e paura per il futuro.

Durante questo periodo, le visite di controllo prenatali diventano un pilastro fondamentale. Questi appuntamenti regolari offrono l'opportunità di monitorare attentamente la salute della madre e quella del bambino. Oltre a fornire un'indicazione chiara dello sviluppo del feto, queste visite permettono ai genitori di ricevere consigli e supporto dal proprio medico: discutendo delle proprie preoccupazioni e di prepararsi al meglio per il momento del parto.

-

Quante visite di controllo dovrebbe fare una donna incinta durante la gravidanza e cosa dovrebbero includere? Di solito, una donna incinta dovrebbe fare una visita di controllo ogni quattro settimane fino alla ventottesima settimana, quindi ogni due settimane fino alla trentaduesima settimana e infine ogni settimana fino alla nascita. Le visite di controllo includono esami del sangue, controlli della pressione sanguigna, misurazione del peso, esami ecografici e discussioni sullo stato di salute della madre e del bambino.

Quando è possibile scoprire il sesso del bambino e come viene determinato? Può essere determinato tramite esami ecografici di routine intorno alla ventesima settimana di gravidanza. Durante l'ecografia, il medico può visualizzare gli organi genitali del bambino e identificarne il sesso.

Quanto dura in media una gravidanza? Dura circa 40 settimane o 9 mesi, calcolati dal primo giorno dell'ultimo ciclo mestruale della donna.

Quando dovrebbe una donna iniziare a sentire i movimenti del bambino e cosa dovrebbe fare se non ne sente? Intorno alla ventesima settimana di gravidanza. Se una donna non sente i movimenti del bambino, è importante contattare immediatamente il medico per un controllo.

Quali sono i test di screening prenatale e quando vengono eseguiti? In primis l'ecografia, poi il test di screening combinato del primo trimestre e il test di screening integrato del secondo trimestre. Questi test vengono eseguiti durante i primi trimestri di gravidanza per valutare il rischio di anomalie cromosomiche e difetti congeniti nel feto.

5- MESE DOPO MESE

"Concluse le nostre ferie, ci venne annunciato, tramite la successiva visita di controllo, che eravamo in attesa di un maschietto. Molti genitori preferiscono non saperlo, mentre noi abbiamo preferito scoprirlo appena possibile. Questa scelta è dovuta dal fatto che, sapendolo, ci saremmo sentiti più uniti a lui, avremmo iniziato a conoscerlo e a chiamarlo per nome.

L'ultimo trimestre fu il periodo più faticoso e difficile da superare, soprattutto per mia moglie. La pancia era ormai cresciuta, aveva raggiunto le dimensioni di una grossa anguria ed era quindi molto ingombrante. Prima che diventasse difficile muoversi, dedicammo alcuni week-end per comprare il necessario, come la culla, i primi vestiti e altri articoli per neonati. Durante la notte, mia moglie cominciò ad avere difficoltà a dormire, avevamo comprato una varietà di cuscini che avrebbero riempito l'intera superficie del letto matrimoniale. Il cuscino a forma di banana la aiutò molto, sosteneva la pancia e le permetteva di dormire di lato. Durante il giorno, per rilassarsi, ascoltava musica, cosa che faceva molto bene anche al bambino, che ormai era in grado di sentire perfettamente i suoni che lo circondavano. Le ultime analisi del sangue che fece non andarono molto bene, alcuni valori del fegato erano fuori dai limiti. Il giorno successivo la ricoverarono in ospedale, il nostro bambino sarebbe dovuto nascere con qualche giorno di anticipo... "

-

Primo mese: Dopo il concepimento, il feto è un piccolo gruppo di cellule che inizia a svilupparsi. Gli organi vitali come il cuore, il cervello e i polmoni iniziano a formarsi. La mamma può sperimentare sintomi precoci come nausea mattutina e affaticamento.

Secondo mese: Il feto, ora chiamato embrione, ha una forma umana riconoscibile. Inizia a formarsi il volto e le caratteristiche facciali. La mamma potrebbe notare un leggero aumento di peso e cambiamenti ormonali che influenzano l'umore e l'appetito.

Terzo mese: L'embrione continua a crescere e a svilupparsi rapidamente. Le braccia e le gambe si muovono, e il feto inizia a reagire agli stimoli esterni. La mamma può sperimentare un aumento dell'appetito e della sensibilità al seno.

Quarto mese: Il feto è completamente formato e inizia a muovere le braccia e le gambe attivamente. La mamma può iniziare a sentire i primi movimenti del bambino, noti come "movimenti fetali". Questo è spesso un momento emozionante per le mamme.

Quinto mese: Il feto continua a crescere e a svilupparsi. I sensi come l'udito e il tatto iniziano a svilupparsi. La mamma può sperimentare un aumento del peso e un maggiore bisogno di sonno mentre il corpo si adatta alle esigenze della gravidanza.

Sesto mese: Il feto diventa più attivo e reattivo agli stimoli esterni. Inizia a rispondere alla voce della madre e ai suoni dell'ambiente circostante. La mamma potrebbe sperimentare cambiamenti nella postura e nel tono muscolare a causa della crescita del bambino.

Settimo mese: Il feto continua a crescere rapidamente e ad accumulare peso. Si prepara gradualmente al parto posizionandosi nella posizione corretta. La mamma potrebbe iniziare a provare le cosiddette "contrazioni di Braxton Hicks", contrazioni uterine preparatorie al travaglio.

Ottavo mese: Il feto raggiunge dimensioni considerevoli e potrebbe sembrare meno attivo poiché lo spazio nell'utero diventa più limitato. La mamma potrebbe sperimentare sintomi come mal di schiena e gonfiore alle caviglie mentre il corpo si prepara al parto imminente.

Nono mese: Il feto è completamente formato e pronto per il parto. Continua a crescere e accumulare riserve di grasso per mantenere il calore corporeo dopo la nascita. La mamma potrebbe provare ansia e nervosismo mentre si avvicina il momento del parto, ma è anche piena di eccitazione per incontrare finalmente il suo bambino.

Concludendo questo viaggio attraverso i nove mesi di gravidanza, abbiamo esplorato con meraviglia e ammirazione i cambiamenti straordinari che avvengono nel feto durante questo periodo. Ogni mese è stato un periodo ricco di sviluppo e crescita, caratterizzato da nuove tappe e traguardi raggiunti. Dall'inizio della vita come un minuscolo embrione fino alla piena maturità come un bambino pronto per affrontare il mondo esterno, abbiamo testimoniato la magia della vita.

Quali sono le dimensioni medie del feto durante le diverse fasi della gravidanza? Le dimensioni del feto variano durante le diverse fasi della gravidanza. Ad esempio, alla fine del primo trimestre, il feto è lungo circa 7-8 centimetri, mentre alla fine del secondo trimestre può raggiungere una lunghezza di circa 28-36 centimetri. Alla fine della gravidanza, il feto può pesare tra i 2,5 e i 4,5 chilogrammi e misurare circa 45-55 centimetri.

Cosa è il colostro e quando inizia a prodursi durante la gravidanza? Il colostro è il primo latte prodotto dalle ghiandole mammarie durante la gravidanza e nei primi giorni dopo il parto. Inizia a prodursi già durante il secondo trimestre di gravidanza, ma la produzione aumenta significativamente dopo il parto.

Come avviene lo sviluppo del sistema nervoso nel feto? Lo sviluppo del sistema nervoso nel feto avviene attraverso una serie di stadi, che includono la formazione del tubo neurale, il sviluppo del cervello e del midollo spinale, e la maturazione dei nervi e delle cellule cerebrali. Questo processo è essenziale per il corretto funzionamento del sistema nervoso del bambino.

Cosa sono le contrazioni di Braxton Hicks e quando si verificano solitamente? Le contrazioni di Braxton Hicks sono contrazioni uterine irregolari che possono verificarsi durante la gravidanza, soprattutto nel terzo trimestre. Queste contrazioni aiutano a preparare l'utero per il lavoro del parto, ma di solito non sono dolorose e non indicano l'inizio del travaglio vero e proprio.

Come si sviluppano le impronte digitali del feto? Le impronte digitali del feto iniziano a svilupparsi intorno alla dodicesima settimana di gravidanza. Durante questo periodo, le creste papillari sulla punta delle dita del feto iniziano a formare i pattern distintivi che diventeranno le sue impronte digitali.

Qual è il ruolo del liquido amniotico nel corso della gravidanza? Il liquido amniotico svolge diverse funzioni cruciali durante la gravidanza, tra cui la protezione del feto dagli urti e dagli impatti esterni, la regolazione della temperatura corporea del feto e il mantenimento dell'ambiente sterile intorno al bambino. Inoltre, il liquido amniotico consente al feto di muoversi liberamente all'interno dell'utero e di sviluppare i polmoni e il sistema digestivo.

6- RAPPORTO PRE-NATALE

"In molte occasioni, quando eravamo tranquilli sul divano, o prima di andare a dormire, oppure anche al mare sotto l'ombrellone, cercavo il contatto con la pancia di mia moglie. Con un semplice tocco della mano, la tranquillizzavo, trasmettendo anche al nostro bambino la stessa sensazione, che cessava di scalciare.

Un giorno, mia madre regalò a mia moglie il classico campanello degli angeli, una collana con un campanellino come pendente. Secondo la tradizione, è considerato un portafortuna con funzioni protettive per il bambino. Quando mia moglie si muoveva, il campanellino produceva un suono dolce e rassicurante.

Questi due esempi sono focalizzati sui sensi che già sono presenti nel feto: il tatto e l'udito. Evidenziano come l'esperienza della gravidanza non riguardi solo la mamma, ma coinvolga anche il papà e il bambino stesso.

Penso quindi che non si dovrebbe considerare il proprio figlio "reale" solo dopo la nascita, ma fin da subito. È importante ricordare che è influenzato dall'ambiente che lo circonda e dalle emozioni provate della madre. La cura e l'affetto, durante questo periodo, sono azioni che possono plasmare il suo futuro, rendendole essenziali..."

-

Un tassello fondamentale nel rapporto prenatale tra genitore e figlio è la scoperta dei cinque sensi. Esploriamo dunque il loro sviluppo, che prepara il bambino all'esperienza sensoriale del mondo esterno:

Il Tatto: Il senso del tatto inizia a svilupparsi presto durante la gravidanza, poiché la pelle del feto è sensibile al contatto già intorno alla settima settimana di gestazione. Il feto può reagire al tocco leggero o alla pressione sul ventre della madre. Inoltre, il contatto fisico tra madre e feto, attraverso carezze o semplicemente il posizionare la mano sulla pancia, può avere un effetto calmante sul bambino, contribuendo al suo benessere emotivo.

Il Gusto: Il senso del gusto inizia a svilupparsi già intorno alla settima settimana di gravidanza. Le papille gustative iniziano a formarsi sulla lingua del feto e nella cavità orale. Il liquido amniotico, in cui il feto è immerso, può assumere i sapori degli alimenti consumati dalla madre, permettendo al feto di sperimentare una gamma di gusti. Questo contribuisce allo sviluppo delle preferenze alimentari del bambino prima ancora della nascita.

L'Udito: L'udito inizia a svilupparsi intorno alla ventesima settimana di gravidanza. Durante questo periodo, l'orecchio interno del feto è sufficientemente sviluppato da percepire i suoni dall'esterno. Il feto può udire i rumori provenienti dall'ambiente circostante, come la voce e il battito cardiaco della madre e altri suoni esterni. Questa esposizione precoce ai suoni contribuisce allo sviluppo del sistema uditivo del bambino.

La Vista: Il senso della vista si sviluppa più lentamente rispetto agli altri sensi, il feto inizia a mostrare segni di sensibilità alla luce intorno alla ventesima settimana di gravidanza. Anche se l'ambiente uterino è relativamente buio, il feto può percepire variazioni nella luce attraverso la parete addominale della madre. Questo sviluppo prepara il bambino per il momento della nascita, quando sarà esposto alla luce del mondo esterno.

L'Olfatto: Il senso dell'olfatto è l'ultimo dei cinque sensi a svilupparsi completamente: il feto può iniziare a percepire gli odori intorno alla ventesima settimana di gravidanza. Sebbene l'ambiente uterino sia privo di odori distinti, il feto può essere influenzato dagli odori assorbiti dalla madre attraverso l'alimentazione come il senso del gusto o l'esposizione ambientale.

Esplorare lo sviluppo dei sensi del bambino durante la gravidanza ci offre uno sguardo affascinante su come interagisce con il mondo prima ancora di nascere. Questo viaggio sensoriale non solo ci mostra quanto sia incredibile il processo di sviluppo del feto nel grembo materno, ma sottolinea anche l'importanza di creare un ambiente ricco di stimoli positivi durante la gravidanza. Attraverso il contatto, la voce, la musica e altre esperienze sensoriali, i genitori possono iniziare a costruire un legame profondo con il loro piccolo fin dai primi giorni di vita. Continuando a esplorare e comprendere i sensi nel contesto prenatale, ci avviciniamo sempre di più alla meravigliosa esperienza di accoglierlo tra le nostre braccia.

-

Qual è il primo senso a svilupparsi nel feto? Il senso del tatto è il primo a svilupparsi nel feto, con la pelle del bambino che diventa sensibile al tocco, come spiegato prima, intorno alla settima settimana di gestazione.

Come influenzano i sensi il legame tra madre e figlio durante la gravidanza? I sensi giocano un ruolo cruciale nel rafforzare il legame tra madre e figlio durante la gravidanza, poiché la madre può comunicare con il bambino solo attraverso di essi.

Qual è l'importanza della stimolazione sensoriale prenatale per lo sviluppo del bambino? È importante per lo sviluppo del sistema nervoso del bambino perché contribuisce alla formazione dei circuiti neurali e alla maturazione dei sensi.

Qual è l'importanza dei sensi nel rapporto genitore-figlio dopo la nascita? Sono importanti poiché il bambino esplora il mondo dei genitori attraverso i sensi, che dovrebbero fornire comfort, sicurezza e stimolazione sensoriale per il suo sviluppo ottimale.

7- PREPARARSI AL LIETO EVENTO

"Sono stato presente a tutte le visite di controllo di mia moglie e siamo andati a scegliere la futura cameretta insieme. Avendo un trilocale, non avevamo molta scelta: la seconda camera sarebbe dovuta diventare quella di nostro figlio. La svuotammo da tutte le cianfrusaglie che si erano accumulate negli anni e sui muri incollammo degli animaletti adesivi per rendere l'ambiente un po' più colorato. Posizionammo la culla in modo da non essere esposta alla luce diretta del sole e preparammo il fasciatoio con tutte le creme, i pannolini e alcuni accessori per neonati. Un angolo lo dedicammo al vestiario, stipammo nel cassettone tutti i body, magliette, pantaloni e calze che ci regalarono i vari amici e parenti. Ci donarono anche un bidone per i pannolini molto comodo per trattenere gli odori. Essere informati e coinvolti nei cambiamenti della gravidanza è stato fondamentale per noi. Ci ha permesso di affrontare insieme le sfide e di prepararci al meglio all'arrivo del nostro bambino. Ogni decisione presa e ogni dettaglio preparato ci hanno avvicinati sempre di più alla nostra

nuova vita da genitori. Guardando indietro a quei momenti, posso dire che ogni sforzo è stato ampiamente ricompensato nel momento in cui abbiamo accolto nostro figlio in famiglia..."

-

Prepararsi alla nascita del proprio figlio significa informarsi e adottare tutte le misure necessarie per favorire una gravidanza sana e sicura, sia per la madre che per il bambino. Questa esperienza può rafforzare il legame tra la coppia, aprendo la strada a un'intesa più stretta mentre vi preparate per l'arrivo del bambino. Vorrei però sottolineare la parola "rafforzare" perché molti hanno la credenza che un bambino risolva i problemi di coppia, ma non è così. Il legame tra voi e il vostro partner deve già essere forte, perché l'arrivo di un figlio può portare alla luce parecchie discussioni. È molto importante supportare il proprio partner cercando di essere presenti agli appuntamenti prenatali, prendendo decisioni insieme sugli esami da fare, scegliendo l'arredamento o il vestiario più adatto e partecipando attivamente ai corsi di preparazione al parto. Uomini, siate un pilastro di supporto per la vostra compagna durante questa fase della gravidanza. I suoi ormoni possono essere in tumulto, quindi è essenziale che la donna senta il vostro affetto e il vostro sostegno costante.

Vi consiglio una serie di azioni che possono essere prese prima di partorire o all'inizio della gravidanza stessa:

Assunzione di acido folico: L'assunzione di integratori di acido folico prima di concepire e durante i primi mesi di gravidanza può aiutare a prevenire difetti del tubo neurale nel feto.

Adozione di uno stile di vita sano: Non smetterò mai di dire di fare una dieta equilibrata e fare regolare attività fisica. Inoltre, è assolutamente da evitare il fumo, l'alcol e altre sostanze dannose. Anche ridurre lo stress può contribuire a una gravidanza più sana.

Controllo delle condizioni di salute preesistenti: Gestire le condizioni mediche preesistenti come il diabete, l'ipertensione o le malattie croniche può aiutare a ridurre i rischi associati alla gravidanza.

Esami medici di routine: Effettuare esami di routine come controlli ginecologici e test di screening per malattie sessualmente trasmissibili.

Pianificazione finanziaria: Preparare un piano finanziario per affrontare le spese mediche correlate alla gravidanza e al parto, nonché per la cura del bambino dopo la nascita.

Informarsi sulla gravidanza e sulla cura del bambino: Leggere libri, partecipare a corsi prenatale, seguire blog o forum online dedicati alla gravidanza e alla genitorialità possono aiutare a prepararsi emotivamente e a comprendere meglio i cambiamenti che avvengono durante la gravidanza e dopo la nascita.

Prepararsi alla gravidanza è un passo fondamentale per affrontare al meglio il lieto evento. Con una pianificazione attenta, una buona cura di sé e il sostegno reciproco del partner, potrete affrontare con fiducia e serenità questa meravigliosa avventura della vita.

-

Quali sono gli elementi essenziali da considerare nella preparazione della camera del neonato? Gli elementi essenziali includono una culla sicura, un fasciatoio, un armadio per i vestiti del neonato, una sedia comoda per l'allattamento e una luce notturna per le ore in cui il bambino si sveglierà.

Quali sono i principali articoli da neonato che dovrei acquistare prima della nascita? Tra gli articoli da neonato essenziali ci sono il passeggino o il trio, il seggiolino per l'auto, il marsupio o la fascia porta bebè, una vaschetta per il bagnetto, i pannolini, i vestiti, il biberon, un termometro d'acqua e una culla.

Che spese devo considerare per pianificare finanziariamente l'arrivo del bambino? È consigliabile includere le spese iniziali per gli articoli da neonato sopra descritti, le spese mediche prenatali e postnatali, e le spese continue come pannolini, cibo e vestiario.

Quali sono i benefici della partecipazione ai corsi di preparazione al parto? I corsi di preparazione al parto offrono informazioni pratiche su temi come la gestione del dolore durante il travaglio, le tecniche di respirazione, l'allattamento al seno e le cure del neonato. Possono anche fornire un'opportunità per incontrare altri genitori e condividere esperienze e preoccupazioni.

Cosa devo sapere sulla pianificazione del parto? È importante conoscere le opzioni disponibili per il parto, tra cui il parto naturale, il parto con l'epidurale, il parto in acqua e il parto cesareo. Discutere le preferenze e le opzioni con il proprio medico può aiutare a pianificare un parto che rispetti le esigenze e le preferenze della madre.

Quali sono le misure di sicurezza da prendere per l'arrivo del bambino a casa? Le misure di sicurezza includono l'installazione la sicurezza delle prese elettriche, l'uso di un termometro per controllare la temperatura della stanza del neonato e l'allontanamento di oggetti potenzialmente pericolosi dalla portata del bambino.

8- L'ANNUNCIAZIONE

"Avevamo deciso di confidare prima la notizia ai nostri genitori e poi di comunicarla agli amici. Le reazioni dei nostri genitori furono un misto di stupore e incredulità. Per un momento, sembrò che non potessero credere alle loro orecchie, ma presto abbracci affettuosi e congratulazioni si susseguirono in un'atmosfera di pura felicità. Quel momento segnò l'inizio di una nuova avventura, una nuova fase della loro vita come nonni. La gioia di avere un nipotino era come assistere nuovamente alla nascita di un figlio, ma in un'ottica diversa. Essi si sentivano liberi dalla responsabilità e dalle preoccupazioni della genitorialità, pronti ad accogliere questo nuovo membro della famiglia con tutto l'amore e l'affetto che avevano da offrire.

Aspettammo il terzo mese per dare la notizia ai nostri amici, eravamo seduti in un bar come tante sere. Le luci soffuse del locale creavano un'atmosfera intima mentre sorseggiavamo le nostre bevande, quasi inconsapevoli della grande novità che stavamo per condividere. Ad annunciarlo fu mia moglie, dopo una mia introduzione un po' goffa per preparare il terreno alla notizia. E poi, con una semplicità disarmante, disse di essere incinta. Il silenzio che seguì fu rotto da un coro di reazioni contrastanti: c'erano sguardi increduli, urla di gioia, e risate contagiose. Alcuni amici avevano già sospettato qualcosa, mentre altri rimasero completamente sorpresi, ma la notizia rallegrò la serata di tutti. Non c'è un momento giusto o sbagliato per condividere una notizia così importante; la decisione deve essere presa insieme e condivisa nel momento in cui ci si sente pronti..."

-

Annunciare agli altri di aspettare un bambino è un passaggio importante durante la gravidanza, che richiede pianificazione e considerazione. Prima di tutto, è importante decidere chi sarà coinvolto nella condivisione della notizia e in che modo. Alcune persone preferiscono annunciare subito a tutti gli amici e parenti, mentre altre scelgono di mantenere la notizia riservata solo a poche persone fino a un certo punto della gravidanza.

Quando si decide di fare l'annuncio, si può optare per una varietà di approcci: alcuni scelgono di annunciarlo con un evento speciale, come una cena con amici o una riunione di famiglia; altri preferiscono farlo in modo più informale, magari durante una conversazione telefonica o attraverso i social media. Indipendentemente dall'approccio scelto, è utile preparare le parole in anticipo per evitare di sentirsi impreparati o incerti durante l'annuncio. Si può decidere se essere diretti e semplici nel fare l'annuncio o se aggiungere un tocco di creatività e originalità. Durante l'annuncio, è normale provare una miscela di emozioni, tra cui eccitazione, nervosismo e felicità. Vedere le reazioni delle persone alla notizia può essere emozionante e gratificante.

Dopo aver annunciato la gravidanza, è importante essere pronti a rispondere alle domande e alle reazioni delle persone in modo gentile e rispettoso. Alcuni potrebbero essere entusiasti e congratularsi immediatamente, mentre altri potrebbero avere domande o preoccupazioni che desiderano condividere. In definitiva, annunciare agli altri di aspettare un bambino è un'occasione da celebrare e condividere con le persone care in un clima di gioia e serenità.

-

Quando è il momento migliore per annunciare la gravidanza ai parenti? Il momento migliore dipende dalle preferenze personali e dalle circostanze individuali. Alcune persone scelgono di annunciare la gravidanza subito dopo aver ricevuto una conferma, mentre altre preferiscono aspettare fino a superare il primo trimestre.

Qual è il luogo migliore per annunciare la gravidanza ai parenti? Il luogo dipende dalle preferenze personali e dalla relazione con i parenti. Alcune persone preferiscono annunciare la gravidanza durante una visita in famiglia, mentre altre scelgono di farlo in un luogo neutro come un ristorante o un bar.

Cosa si dovrebbe dire nell'annunciare la gravidanza ai parenti? È importante comunicare la notizia in modo chiaro e sincero, condividendo la gioia e l'entusiasmo per l'arrivo del nuovo membro della famiglia. Si possono includere anche dettagli come la data prevista del parto, il sesso e eventuali altri aggiornamenti sulla gravidanza.

Come gestire le reazioni diverse dei parenti all'annuncio della gravidanza? È importante essere comprensivi e rispettosi delle diverse reazioni dei parenti, sia esse di gioia, sorpresa o preoccupazione. Si può cercare di rassicurare e coinvolgere coloro che possono sentirsi emotivamente coinvolti.

9- L'OSPEDALE

"Scegliemmo con cura l'ospedale dove mia moglie sarebbe stata assistita durante il parto. La ginecologa di mia moglie lavorava lì, il che ci diede l'opportunità di conoscere in anticipo l'ambiente e il modo in cui operavano. Era importante per noi garantire che l'esperienza del parto fosse il più possibile serena; quindi, prendere questa decisione in anticipo ci ha dato un senso di tranquillità.

L'anticipare la preparazione al parto si rivelò fondamentale, soprattutto perché la data prevista per il parto è solo un'indicazione approssimativa. Il nostro bambino, infatti, venne alla luce dieci giorni prima di quanto previsto. Fortunatamente, eravamo preparati grazie alla valigia per l'ospedale che avevamo accuratamente preparato.

Mia moglie aveva selezionato tutto il necessario: vestiario comodo per la notte, articoli per l'igiene personale e alcuni libri per passare il tempo durante il ricovero. Per il nostro piccolo, avevamo preparato la camicina in seta, conosciuta anche come "camicia della fortuna", un regalo speciale da parte di un caro amico. Questa particolare magliettina viene indossata dal bambino appena dopo il parto come buon auspicio.

Inoltre, avevamo confezionato il kit indicato dall'ospedale, che comprendeva vari body, cuffiette e morbide copertine per mantenere il nostro piccolo al caldo. Gli accessori di consumo come pannolini e salviettine, invece, sarebbero stati forniti direttamente dall'ospedale, alleviandoci da ulteriori preoccupazioni logistiche.

Preparare la valigia per l'ospedale è stato un momento emozionante e significativo, simboleggiante l'avvicinarsi del momento tanto..."

-

Se poteste scegliere esattamente come vorreste che si svolga il travaglio e il parto, è essenziale considerare diversi fattori. In primo luogo, potrebbe essere necessario prendere in considerazione la possibilità di finire sotto le cure di un'ostetrica diversa, a seconda degli orari di servizio dei medici. Questo può suscitare preoccupazioni, ma è importante ricordare che siete in buone mani e tutto andrà per il meglio. È comunque cruciale fare delle ricerche sugli ospedali o sulle cliniche che vi ispirano maggiore fiducia prima dell'arrivo del bambino, poiché la scelta del luogo di nascita può influenzare significativamente l'esperienza del parto per voi e la vostra compagna. Quando si tratta di scegliere un ospedale, è consigliabile valutare quanto tempo ci vuole per raggiungerlo da casa vostra, evitando di optare per strutture troppo distanti e difficili da raggiungere. Assicuratevi anche l'ospedale abbia la disponibilità di servizi come una banca del sangue e un'unità di terapia intensiva neonatale.

È consigliabile preparare la valigia per l'ospedale intorno alla trentacinquesima settimana di gravidanza, poiché nessuno può sapere esattamente quando sarà il momento del parto, tranne nei casi di parto cesareo programmato. Pertanto, prendersi del tempo per valutare queste opzioni e prepararsi in anticipo può contribuire a garantire un'esperienza di parto il più possibile serena e confortevole per voi e il vostro partner.

-

Cosa dovrei guardare quando visito l'ospedale per il parto? Durante la visita, è importante osservare l'igiene e l'ordine delle strutture, la gentilezza e la disponibilità del personale e la presenza di servizi aggiuntivi come le sale parto private.

Quali servizi aggiuntivi dovrebbe offrire un ospedale per partorire? Oltre alle strutture standard, un ospedale ideale dovrebbe offrire servizi come una sala parto con vasca per il parto in acqua, corsi preparto e supporto all'allattamento.

Cosa cercare in un reparto di maternità? Un reparto di maternità dovrebbe offrire un ambiente confortevole e rilassante per le mamme e i neonati, con personale competente e attento alle esigenze della famiglia.

Come posso garantire un parto il più naturale possibile in ospedale? È importante comunicare con il personale medico le proprie preferenze per il parto e lavorare insieme a loro per creare un piano di nascita personalizzato che rispetti le vostre esigenze e desideri.

Cosa succede se si verificano complicazioni durante il parto in ospedale? Gli ospedali per il parto dovrebbero essere attrezzati per gestire una vasta gamma di complicazioni, con personale esperto e attrezzature specializzate per garantire la sicurezza della madre e del bambino.

Quali sono i costi associati al parto in ospedale? In Italia, il servizio sanitario nazionale offre assistenza medica gratuita durante la gravidanza e il parto. Tuttavia, possono esserci alcune spese extra non coperte, come ad esempio per camere private o servizi aggiuntivi non essenziali. Alcune persone scelgono di integrare l'assistenza sanitaria pubblica con un'assicurazione sanitaria privata per avere accesso a opzioni aggiuntive o un maggiore comfort durante il parto. È comunque consigliabile contattare direttamente l'ospedale per informarsi sui dettagli relativi ai costi e alle opzioni di pagamento disponibili.

10- ERA ORA!

"Come anticipato, mia moglie dovette essere ricoverata in ospedale in anticipo a causa di alcuni valori non corretti riscontrati nelle analisi del sangue. Il verdetto dei medici era che nostro figlio si era simpaticamente seduto sul suo fegato, facendolo andare in sofferenza. Di conseguenza, è stato necessario procedere all'induzione del parto, il bambino doveva nascere entro poco tempo.

Il primo metodo che usarono per indurlo fu il palloncino. Questo attrezzo aveva la funzione di dilatare, a poco a poco, il canale del parto. Lo tenne due giorni, ma non fece molto effetto, quindi procedettero col secondo metodo. Le iniettarono dell'ossitocina, l'ormone naturale che contribuisce alla stimolazione delle contrazioni durante il travaglio. Dopo pochissimo tempo, infatti, iniziarono le contrazioni e la portarono in sala parto.

Era domenica ed io stavo giocando ad un videogioco quando ricevetti la chiamata: era mia moglie che, tra un respiro profondo e l'altro, mi disse che si erano rotte le acque. Appena riattaccai il telefono, il panico mi invase, ma cercai di mantenere la calma. Spensi subito il computer, mi preparai, scesi in

-

Quando ci si prepara a partire per l'ospedale, entrambi i genitori devono mantenere la calma e cercare di rimanere concentrati. Se non si è ancora in ospedale, per la donna è opportuno cercare una posizione comoda in macchina e chiedere al proprio accompagnatore di guidare con attenzione e prudenza. Con la giusta preparazione e il giusto supporto, sarete pronti ad affrontare il travaglio e arriverete all'ospedale in tempo per dare il benvenuto al piccolo.

Durante il travaglio, le contrazioni diventano sempre più intense e regolari, segnando l'avvicinarsi del momento del parto. Le contrazioni sono caratterizzate da un dolore ondulante e pulsante, che può variare in intensità da donna a donna. La rottura delle acque è un evento naturale: indica che il corpo è pronto per il parto e che il lavoro del travaglio sta progredendo.

Come anticipato, in questi momenti è importante mantenere la calma e seguire le indicazioni del personale sanitario. È il momento di concentrarsi sulle tecniche di respirazione e di utilizzare i metodi per gestire il dolore apprese nei vari corsi preparto. La donna dovrebbe trovare una posizione confortevole, che può essere in piedi, seduta, inginocchiata o sdraiata, in base alle proprie preferenze e alle indicazioni del medico.

In questo momento, è essenziale essere preparati e avere tutto l'occorrente a portata di mano per il parto, come la borsa dell'ospedale, i documenti d'identità e le cartelle cliniche. Assicurarsi di avere anche il supporto emotivo e pratico del partner o di un accompagnatore di fiducia può essere di grande aiuto durante questo momento così delicato.

-

Quali sono i primi segni del travaglio? Contrazioni regolari, perdite di liquido amniotico o perdite mucose.

Come si distinguono le contrazioni del travaglio dalle false contrazioni? Le contrazioni del travaglio diventano più intense, regolari e dolorose nel tempo, mentre le false contrazioni tendono a essere irregolari e meno dolorose.

Qual è la durata media di una contrazione durante il travaglio attivo? Le contrazioni durante il travaglio attivo possono durare dai 30 ai 60 secondi, con intervalli di circa 3-5 minuti tra una contrazione e l'altra.

Cosa fare durante una contrazione per alleviare il dolore? Durante una contrazione, è utile respirare profondamente, cambiare posizione e concentrarsi sulla rilassatezza dei muscoli.

Cosa significa la rottura delle acque? La rottura delle acque si verifica quando il sacco amniotico si rompe e il liquido amniotico fuoriesce. Questo può avvenire spontaneamente o essere provocato artificialmente durante il travaglio.

Qual è la sensazione della rottura delle acque? La sensazione può variare da donna a donna, ma in genere è descritta come una sensazione di scoppio seguita da un flusso di liquido caldo.

Cosa fare dopo la rottura delle acque?
Dopo la rottura delle acque, è necessario andare in ospedale per valutare lo stato del travaglio.

È normale avere contrazioni senza la rottura delle acque? Sì, è assolutamente normale avere contrazioni senza la rottura delle acque. La rottura delle acque può avvenire prima, durante o dopo l'inizio delle contrazioni.

Cosa significa se le contrazioni diventano più intense e più vicine? Se le contrazioni diventano più intense e più vicine nel tempo, potrebbe significare che il travaglio sta progredendo e il parto è imminente.

Quali sono i segnali di allarme durante il travaglio? Alcuni segnali di allarme durante il travaglio includono sanguinamento eccessivo, diminuzione dei movimenti del bambino, febbre e forte dolore persistente. Se si verificano questi sintomi, è importante andare immediatamente al pronto soccorso.

"Raggiunto l'ingresso della sala parto indossai il camice, la cuffia e la mascherina, le mie gambe tremavano, ero conscio che ogni istante poteva contare. Entrando nella sala vidi mia moglie in piedi, piegata in due ad urlare dal dolore, ero arrivato in tempo. Appena si riprese mi lanciò uno sguardo e, sorridendo, mi salutò con un bacio carico d'amore.

La squadra medica, composta solo da un'ostetrica e una tirocinante, sembrava una presenza irrisoria di fronte a quello che stava succedendo. Le ore passarono lente, nel frattempo mia moglie alternava momenti di calma a momenti di urla, faceva venire la pelle d'oca. Ogni suo movimento, ogni cambio di posizione, mi faceva stringere il cuore in un'ansia crescente. Passeggiava, si stendeva, si accovacciava ed infine ricominciava. In un momento particolarmente doloroso, le fecero anche una doccia calda che le diede molto sollievo, soprattutto per le contrazioni, offrendole un momento di pace.

Allo scattare delle 13:00 la squadra medica cambiò e subentrò una nuova ostetrica. Mia moglie ed io ci sentimmo nuovamente presi dal panico. Ci eravamo ormai affezionati alla prima, avremmo preferito concludere il parto con lei, ma i turni in ospedale funzionano così. La nuova ostetrica si dimostrò altrettanti gentile, competente e professionale.

Tuttavia, le cose non sempre vanno come previsto, infatti nostro figlio si era trattenuto nel canale del parto troppo a lungo: era necessario che uscisse immediatamente. L'ostetrica attivò un pulsante di emergenza e in pochi istanti quindici persone si riversarono nella sala. Ancora una volta, il panico prese il sopravvento.

Un'infermiera stava preparando degli attrezzi strani, un'altra riempiva una siringa di una sostanza trasparente, un'altra ancora si avvicinava all'ostetrica chiedendo informazioni. Non vidi cosa stava facendo il resto della squadra, ma vidi che ognuno era impegnato in qualche operazione. Il medico nel frattempo si vestì, si mise dei guanti e mi disse di mettermi alle spalle di mia moglie. In pochi secondi la sala parto diventò praticamente una sala operatoria.

Dovettero aiutar nostro figlio ad uscire, praticarono l'episiotomia ed usarono la ventosa per estrarlo, un'infermiera aveva puntato un gomito nello stomaco di mia moglie per favorire la spinta, non fu molto piacevole, ma in pochi istanti tutto ebbe fine: tagliarono il cordone ombelicale e finalmente ecco nostro figlio. Lo posarono in grembo a mia moglie, aveva una tesa enorme piena di capelli nerissimi, respirava già, senza piangere. Era la cosa più bella e straordinaria che avessimo mai visto e anche se mi ero detto di non piangere, lacrime di felicità scesero da sole da entrambi i nostri volti.

L'unica cosa che rimpiango è di non aver potuto tagliare il cordone, poiché, a causa dell'intervento, i medici dovettero agire rapidamente.

Mentre mia moglie perdeva una quantità di sangue mai vista prima, mi cacciarono gentilmente fuori dalla stanza e seguii il mio piccolo. Lo pulirono e gli fecero alcuni esami, poi lo misero nella culla termica per tenerlo al caldo mentre concludevano le ultime misurazioni. Allungai la mano verso mio figlio e, istantaneamente, mi prese l'indice che strinse con una forza impressionante, quello fu il nostro primo contatto. Non mi aspettavo che mi afferrasse così, sembra strano a dirlo, ma lui sembrava quasi irreale, eppure quel gesto mi confermò la sua presenza e il suo ingresso nel mondo.

Tornammo insieme da mia moglie, ero preoccupato per come mi avevano cacciato dalla stanza, infatti erano intervenuti per *fermare l'emorragia. Fortunatamente lei stava bene e sorridendo mi indicò il suo zaino su un ripiano dicendomi di cercare una borsina. La trovai, la aprii e vidi una maglietta piegata all'interno. Non sapevo a cosa servisse quella maglietta in quel momento. Quando mi rivolsi di nuovo a lei, mi avvisò che era per me. Ancora un po' confuso, la aprii e la guardai. Era una maglietta nera con disegnato sopra un Joystick e la scritta: - Livello papà sbloccato -. La mia reazione fu ridere. In quel momento così particolare, doloroso e pieno di emozioni, aveva trovato il tempo di pensare a me e di regalarmi quella maglietta. Le diedi un bacio dolce sulla fronte e, accoccolati, guardammo nostro figlio dormire nella sua culla. Ce l'avevamo fatta, eravamo diventati genitori..."*

-

Durante il travaglio e il parto, la persona che fornisce supporto alla donna dovrebbe avere uno stomaco forte per affrontare le diverse situazioni che possono presentarsi. Si verificheranno sicuramente sanguinamenti abbondanti e ci sarà un'intensa attività medica: la persona di supporto deve essere in grado di gestire queste situazioni senza essere sconvolta o nauseata. Questo non significa necessariamente che debba essere immune alla vista del sangue o di altre sostanze corporee, ma è importante che sia in grado di rimanere calma e concentrata sul supporto alla donna durante il processo del parto. Inoltre, la persona di supporto dovrebbe essere preparata anche emotivamente per assistere la madre attraverso le varie fasi del travaglio e del parto, offrendo sostegno emotivo e fisico quando necessario. La partecipazione a un corso preparto e la conoscenza dei benefici della respirazione sono molto utili. Se la donna desidera proprio il compagno in sala parto, è un segno di un rapporto sano e maturo, il che è motivo di grande felicità.

Il travaglio si divide generalmente in due fasi che vediamo di seguito insieme:

Fase di dilatazione: in questa prima fase la cervice si apre gradualmente per consentire al bambino di passare attraverso il canale del parto. Le contrazioni diventano più intense e regolari, spingendo il bambino verso il basso.

Fase di espulsione: durante questa fase il bambino inizia a spingersi attraverso il canale del parto verso l'esterno. Le contrazioni diventano più frequenti e intense, e la donna è guidata a spingere quando si presentano le contrazioni. Il personale medico monitorerà attentamente il benessere della madre e del bambino e fornirà istruzioni sulla tecnica di spinta.

Dopo parto il bambino viene finalmente consegnato alla madre. Il cordone ombelicale viene tagliato e il neonato viene esaminato per valutare la sua salute e il suo benessere. Passato questo momento potrete rilassarvi qualche minuto insieme al vostro bambino nelle sale post-parto. Godetevi questo momento e rilassatevi, ne avete bisogno entrambi!

-

Cosa succede durante il parto? Come spiegato, durante il travaglio si verificano le contrazioni uterine che portano all'apertura del collo dell'utero. Durante l'espulsione, il bambino viene spinto attraverso il canale del parto e nasce. Nel post-parto, avviene il distacco e l'espulsione della placenta.

Qual è il ruolo dei medici durante il parto? I medici durante il parto monitorano il progresso del travaglio, forniscono supporto emotivo e medico alla madre, e intervengono se necessario per garantire la sicurezza della madre e del bambino.

Quali sono le prime cure somministrate al neonato appena nato? Le prime cure includono la pulizia del bambino, l'applicazione di colliri agli occhi per prevenire l'infezione, la somministrazione di vitamina K per prevenire l'emorragia e la valutazione delle condizioni generali del neonato.

Quali sono le possibili complicazioni durante il parto e come vengono gestite? Le complicazioni possono includere il posizionamento anomalo del bambino, l'emorragia e le difficoltà respiratorie. Vengono gestite con interventi medici tempestivi come il taglio cesareo o l'uso di strumenti per facilitare il parto.

Qual è il ruolo del partner durante il parto e come può essere di supporto alla madre? Il partner può fornire un sostegno emotivo, aiutare con le tecniche di respirazione e rilassamento, essere un portavoce per la madre e assistere il personale medico secondo le necessità.

Cosa succede se il parto avviene prima del previsto? Se il parto avviene prematuramente, il personale medico adotta misure per stabilizzare la madre e il bambino, fornendo cure intensive al neonato se necessario.

Quali sono le pratiche di allattamento e cura del neonato che possono essere adottate subito dopo il parto? Pratiche come l'allattamento al seno precoce, il contatto pelle a pelle e l'assistenza nel mantenere il neonato caldo sono raccomandate per promuovere il benessere del bambino e stabilire un legame precoce con la madre.

12- LA CASA È DOVE SI TROVA IL CUORE

"Quando finalmente tornammo a casa in tre, la sensazione di smarrimento ci avvolse, quasi avessimo varcato una soglia sconosciuta. Di fronte a quella culla che ospitava il nostro piccolo appena nato, ci rendemmo conto improvvisamente di essere diventati i custodi di questa nuova vita, e di quanto avremmo dovuto imparare senza un manuale di istruzioni.

Il primo giorno, dopo il rientro, abbiamo scelto di tenerci lontani dagli occhi curiosi, desiderando solo trascorrere del tempo tranquillo tra di noi, a familiarizzare con il nuovo ritmo della vita familiare. Solo successivamente, abbiamo aperto le porte ai nostri genitori, desiderosi di stringere tra le braccia il loro nipotino con tutto il cuore.

Abbiamo preso una decisione che potrebbe sembrare severa agli occhi di alcuni: fin da subito, abbiamo abituato nostro figlio a dormire nella sua culla, nella sua stanza. Non era solo una questione di praticità, ma una scelta che sentivamo fosse migliore per tutti noi. Quando si svegliava di notte, era compito mio alzarmi, mentre mia moglie si riprendeva ancora dai dolori del parto. Invece, quando era ora di allattare, toccava a lei. Avevamo sentito storie di amici che ancora avevano bambini di sei anni che dormivano nel loro letto, e avevamo deciso che non sarebbe stato così per noi.

Il primo bagnetto del nostro piccolo è stato un momento di conquista, arrivato solo dopo che il moncone del cordone ombelicale era caduto. Abbiamo abbracciato l'idea di farlo la sera, sapendo che l'acqua calda avrebbe aiutato il nostro bambino ad addormentarsi sereno.

Indipendentemente dalle scelte che abbiamo fatto, una cosa è certa: con l'arrivo del neonato, la casa ha subito una trasformazione irreversibile. Ma quella sensazione di emozione mista a straniamento, di avere un nuovo membro nella famiglia, è stata un'esperienza unica e indimenticabile..."

-

Quando vai a trovare un amico che ha appena avuto un figlio, è meglio andare direttamente a casa anziché in ospedale, per evitare situazioni inopportune e preservare l'intimità del momento. Le visite in ospedale possono essere affollate e portare preoccupazioni sull'igiene. Quindi è preferibile invitare solo i parenti stretti come i genitori o i fratelli/sorelle. Inoltre, nelle prime ore di vita, il neonato stabilisce un legame fisico con la madre attraverso l'allattamento al seno e bisogna rispettarlo. Comunque, mentre siete in ospedale, potete sempre contare su qualcuno per chiedere aiuto o consigli. Tornati a casa però tocca a voi, entrambi inesperti, affrontare le sfide e prendervi cura del neonato senza il supporto immediato del personale ospedaliero.

I primi giorni a casa con un neonato possono essere impegnativi, poiché avete bisogno di recuperare le energie e prendervi cura del nuovo arrivato. I neonati richiedono molta attenzione sia di giorno che di notte mentre si abituano alla vita al di fuori del grembo materno. Il consiglio più importante è dormire quando il neonato dorme, anche se può essere difficile senza aiuto. Evitate di preoccuparvi delle faccende domestiche e usate quei momenti per riposarvi. Per aiutare il neonato a distinguere giorno e notte, create un ambiente tranquillo di notte e adotta comportamenti diversi di giorno.

In merito al posizionamento della culla del neonato, esistono diverse opinioni: alcuni preferiscono una culla attaccata al "lettone" per consentire un facile allattamento notturno o un rapido intervento dei genitori. Tuttavia, questa pratica può essere pericolosa, poiché c'è il rischio di schiacciare accidentalmente il neonato durante il sonno. Inoltre, può segnare la fine della privacy coniugale e abituerà il bambino a dormire insieme ai genitori, rendendo molto difficoltosa la separazione in futuro. Pertanto, potrebbe essere preferibile abituare il neonato a dormire nella propria stanza fin da subito. Anche se può sembrare una decisione severa, può essere giusta per alcune famiglie e ormai sul mercato ci sono molti apparecchi che possono monitorare il sonno del vostro bambino. Infine, è importante anche scegliere il momento giusto per fare il primo bagnetto al neonato, considerando che il piccolo è molto fragile nei primi mesi. Alcuni preferiscono fare il bagnetto al mattino quando il neonato è più vigile, mentre altri preferiscono la sera presto per aiutarlo a rilassarsi prima di dormire. Ricordate che i neonati non hanno bisogno di molti bagni all'inizio e devono essere lavati a pezzi fino alla caduta del moncone del cordone ombelicale, che avviene generalmente entro una o tre settimane dalla nascita.

Indipendentemente dalle scelte che farete, una volta che il neonato rientrerà a casa, la casa non sarà più la stessa, ma sarà bello e al tempo stesso strano avere un nuovo membro nella famiglia.

-

Quali sono le prime cose da fare quando si arriva a casa dopo il parto? Alcune delle prime cose da fare includono sistemare la stanza del neonato, organizzare i vestiti e gli accessori del bambino, preparare un angolo per l'allattamento e assicurarsi che tutto sia pronto per accogliere il piccolo.

Quali sono le attività quotidiane da pianificare nei primi giorni da neogenitori? Tra le attività quotidiane ci sono l'allattamento o il preparare il biberon, il cambio dei pannolini, il bagnetto del neonato, il sonno e il tempo per prendersi cura di sé stessi.

Quali sono le cose da fare per aiutare la mamma a recuperare dopo il parto? Come scritto appena sopra è importante che la mamma si prenda cura di sé stessa, assicurandosi di riposare quando possibile. È necessario anche bere molti liquidi e seguire le indicazioni del medico per quanto riguarda la cura delle ferite post-parto.

Quali sono le risorse disponibili per i neogenitori che potrebbero aver bisogno di supporto? Ci sono molte risorse disponibili, come gruppi di sostegno per neogenitori, consulenti per l'allattamento, linee telefoniche di supporto e app per la gestione delle attività quotidiane.

Quali sono i segni di allarme che i neogenitori dovrebbero guardare nei primi giorni a casa con il neonato? Alcuni segni di allarme includono febbre alta, perdita eccessiva di sangue per la mamma, difficoltà respiratorie per il neonato, letargia estrema o cambiamenti improvvisi nel comportamento.

Come ci si prepara per gestire lo stress e l'ansia nei primi giorni da neogenitori? È importante chiedere aiuto quando necessario, prendersi del tempo per rilassarsi e ricordare che è normale sentirsi sopraffatti dai nuovi compiti e responsabilità.

Quali sono i consigli per aiutare il neonato a dormire meglio durante le prime notti a casa? Creare un ambiente tranquillo e confortevole per il sonno, seguire una routine serale rilassante come il bagnetto o raccontare una storia possono aiutare il neonato a dormire meglio durante le prime notti.

Come ci si prepara per il ritorno alla normalità dopo il parto e i primi giorni a casa? È importante essere flessibili e pazienti con sé stessi e con il neonato, stabilire una routine gradualmente e chiedere aiuto quando necessario per affrontare la transizione verso la vita da neogenitori.

13- SIDS

"Quando ci siamo trovati di fronte all'SIDS, non abbiamo esitato un attimo. Il solo pensiero che un pericolo del genere potesse minacciare la vita del nostro piccolo era sufficiente a farci correre in negozio per acquistare quel dispositivo di monitoraggio del sonno. Era come avere un angelo custode invisibile sotto il materasso del lettino, pronto a svegliare noi e nostro figlio al minimo segnale di pericolo.

All'inizio, ogni volta che quel suono acuto ci ha fatto sobbalzare nel cuore della notte, il terrore ci ha gelato le ossa. Ma col passare dei mesi, abbiamo imparato a distinguere i falsi allarmi dai veri rischi. Spesso, il monitor suonava perché il nostro piccolo si era solo spostato un po' troppo nel lettino, o perché le batterie stavano per esaurirsi. Quindi, dopo sei mesi di apprensione e suoni nel cuore della notte, abbiamo deciso di toglierlo.

Ma non è stato solo il dispositivo a proteggerlo. Abbiamo adottato una serie di precauzioni per ridurre al minimo il rischio di SIDS. La camera da letto del nostro bambino è diventata una sorta di 'stanza sicura', priva di pericoli nascosti. Niente peluche, niente fili, niente cuscini soffici. Anche durante le notti più fredde, abbiamo scelto la coperta indossabile anziché le coperte tradizionali. Un piccolo accorgimento, ma che ci ha dato una tranquillità inestimabile, sapendo che il nostro bambino poteva dormire al caldo senza alcun rischio di soffocamento. Tutte piccole precauzioni, ma quando si tratta della sicurezza del nostro bambino, nessuna precauzione è mai troppa... "

-

La sindrome della morte improvvisa del lattante (o SIDS) si riferisce alla morte improvvisa e inaspettata di un bambino di età inferiore a un anno, spesso durante il sonno o mentre è nella sua culla. Questi decessi possono verificarsi anche in neonati sani senza problemi preesistenti. Le cause esatte della SIDS non sono completamente comprese, ma coinvolgono una combinazione di fattori ambientali e di sonno che possono aumentare il rischio, come la posizione durante il sonno e il contesto circostante.

I medici hanno formulato diverse teorie e ipotesi sulle possibili cause della SIDS. Alcuni neonati potrebbero avere una predisposizione genetica o mutazioni genetiche che influenzano la loro salute e aumentano il rischio di SIDS.

\-

Quali sono i fattori di rischio associati alla SIDS? I fattori di rischio includono posizione di sonno non sicura, esposizione al fumo di tabacco durante la gravidanza o dopo la nascita, e sovra copertura del neonato durante il sonno.

Quali sono le precauzioni da prendere per ridurre il rischio di SIDS? Alcune precauzioni includono far dormire il neonato sulla schiena, mantenere la culla priva di oggetti soffici e giocattoli, senza cuscini, coperte o altro che potrebbe causare soffocamento.

Qual è il ruolo dei dispositivi di monitoraggio del sonno nel prevenire la SIDS? I dispositivi di monitoraggio del sonno possono essere utili per rilevare eventuali anomalie nel respiro del bambino durante il sonno e avvisare i genitori in caso di problemi.

Cosa posso fare se sono preoccupato per il rischio di SIDS? Parla con il pediatra del tuo bambino per ricevere consigli specifici sulla riduzione del rischio e considera l'opportunità di partecipare a corsi di educazione sulla sicurezza del sonno.

La SIDS è ereditaria? Non ci sono evidenze che la SIDS sia ereditaria, ma i genitori che hanno già perso un figlio per SIDS possono essere più sensibili al rischio con i loro successivi figli.

Esistono trattamenti per la SIDS? Attualmente non ci sono trattamenti specifici per la SIDS, ma la prevenzione attraverso pratiche di sonno sicure è fondamentale.

Chi può essere più a rischio di SIDS? I neonati prematuri, i bambini nati da madri fumatrici, e quelli con basso peso alla nascita possono essere più a rischio di SIDS. Tuttavia, la SIDS può colpire anche neonati altrimenti sani.

14- L'ALLATTAMENTO

"Allattare al seno è molto importante per il passaggio degli anticorpi dalla mamma al bambino, oltre che come momento coccola. Però ci accorgemmo subito che qualcosa non andava: il nostro piccolo non aumentava di peso. È normale il calo fisiologico alla nascita, ma in massimo due settimane il bambino dovrebbe riprendere tutto il peso perso ed iniziare a crescere. Chiedemmo aiuto a un consultorio per imparare a posizionare correttamente il bambino e per apprendere qualche tecnica, ma la situazione non cambiava. Mia moglie cercava di allattarlo, ma non riusciva in quanto nostro figlio si continuava ad addormentare.

Consigliati, andammo in farmacia e affittammo il tiralatte, così da capire quanto effettivamente mia moglie riusciva a produrne, per poi conservarlo quando il bambino avesse avuto fame. Dopo giorni insonni e mia moglie ormai distrutta, capimmo che il latte prodotto non era sufficiente, o comunque nostro figlio non riusciva a tirare abbastanza. Comprammo quindi quello artificiale e finalmente riuscimmo a saziarlo, quella notte dormimmo tutti profondamente.

Nostro figlio iniziò a crescere e mia moglie, dopo la cura antibiotica causata dalla mastite, si riprese. Anche se le dispiace non essere riuscita ad allattare, posso dire che il latte artificiale ci ha veramente aiutato: ci ha permesso di stabilire degli orari e ha consentito a nostro figlio di dormire tutte le notti successive senza mai svegliarsi...”

L'allattamento materno è un atto estremamente amorevole e generoso, ma può essere anche doloroso, faticoso e psicologicamente provante. Se per qualche motivo non è possibile allattare, non bisogna disperare, ma è importante non arrendersi. Le ragadi, ad esempio, sono uno dei possibili problemi che possono sorgere, ma esistono metodi preventivi come l'uso dei copri capezzoli. Oggi, nel nostro paese, ci sono molti consultori che aiutano le giovani mamme alle prime armi, facendo pratica insieme di come tenere e posizionare il bambino durante l'allattamento.

Dopo la nascita, la mamma inizia a produrre il colostro: il primo latte ricco di proteine ed essenziale per il neonato. La natura ha creato un latte materno straordinario, che durante ogni poppata offre tre tipi di latte diversi. È importante che la mamma finisca di allattare da un seno prima di passare all'altro, per assicurare al bambino una corretta assunzione dei vari tipi di latte. Il latte materno può anche essere raccolto tramite il tiralatte e conservato per un breve periodo in frigorifero o per un periodo più lungo nel congelatore, ma va scaldato delicatamente prima dell'uso. L'allattamento richiede serenità. Evitate l'ossessione con la bilancia o le liste di controllo, concentratevi invece su segnali di fame del bambino. Se però il bambino non riprende il peso della nascita entro una settimana dovrete quasi sicuramente utilizzare il latte l'artificiale. Fatevi consigliare dal pediatra su quale utilizzare, ma ormai la qualità dei prodotti per neonati han raggiunto standard elevati; quindi, non preoccupatevi se non potete nutrirlo naturalmente.

Agire "a richiesta", offrendo il seno quando il bambino mostra segni di fame, è un approccio umano, anche se può essere molto impegnativo per la donna, soprattutto la notte.

-

Quali sono i vantaggi dell'allattamento al seno per il bambino? L'allattamento al seno fornisce al bambino numerosi benefici, tra cui il passaggio di anticorpi materni per rinforzare il sistema immunitario, la facilità di digestione, e la promozione di un legame affettivo forte tra madre e figlio.

Quali sono i vantaggi dell'allattamento al seno per la madre? Tra i benefici per la madre ci sono una più rapida perdita di peso post-parto, una riduzione del rischio di malattie come il cancro al seno e un risparmio economico rispetto all'acquisto di latte artificiale.

Quali sono le comuni sfide che possono sorgere durante l'allattamento? Alcune sfide comuni includono il dolore al seno, le difficoltà di attaccamento del bambino, e la produzione insufficiente di latte materno.

Come posso aumentare la produzione di latte materno? Mantenere una dieta sana e idratarsi bene, allattare frequentemente e svuotare completamente il seno durante ogni sessione di allattamento possono contribuire a aumentare la produzione di latte materno.

Quali sono i segnali che indicano che il bambino sta ricevendo abbastanza latte materno? Segni che indicano che il bambino sta ricevendo abbastanza latte includono un aumento di peso regolare, almeno 6-8 pannolini bagnati al giorno e un aspetto soddisfatto dopo l'allattamento.

Come posso continuare ad allattare se devo tornare al lavoro? È possibile estrarre il latte materno con un tiralatte e conservarlo per darlo al bambino tramite biberon, che potrebbe essere dato sia dal padre che da altri parenti.

Quali sono le posizioni migliori per l'allattamento? Ci sono diverse posizioni di allattamento, tra cui la posizione a culla, la posizione a cigno, e la posizione a rugby. È importante trovare quella più confortevole sia per la madre che per il bambino.

Cosa fare se si desidera smettere di allattare? È importante smettere gradualmente per ridurre il rischio di ingorghi al seno e sconforto sia per la madre che per il bambino. Parlate con un consulente per l'allattamento per ottenere supporto e consigli su come farlo nel modo migliore.

15- VIAGGIARE

"Anche se avevamo un'auto spaziosa, quando siamo andati in vacanza per la prima volta in tre, ogni minimo spazio era occupato da una valigia, uno zaino o una borsa. Il nostro primo lungo viaggio l'abbiamo fatto quando nostro figlio aveva appena compiuto sei mesi. Il baule era occupato dal passeggino e negli spazi vuoti tra una ruota e l'altra c'erano due zaini e tre borse. In un sedile posteriore c'era nostro figlio nel seggiolino, girato ovviamente con le spalle in avanti e una valigia a terra; nell'altro sedile c'era mia moglie, con lo zaino per il bambino in mezzo alle gambe. Davanti, oltre a me che guidavo, c'era la valigia grande a farmi compagnia come passeggiero, la borsa frigo in terra per il cibo da viaggio, e altri due zaini appoggiati tra l'airbag e la valigia. Sembrava una macchina pronta ad esplodere da un momento all'altro, fortunatamente il lettino l'avevamo noleggiato in hotel!

Dovendo affrontare un viaggio di otto ore, decidemmo di fermarci una notte a metà strada per far riposare nostro figlio. Partimmo quindi con calma, dopo due ore facemmo la prima sosta e dopo le altre due arrivammo alla prima tappa del viaggio. Il giorno successivo ripetemmo la stessa sequenza raggiungendo infine il mare. Fortunatamente, durante il viaggio, il bambino dormì sempre, permettendoci di viaggiare in molto tranquillo e senza intoppi.

Per preparare nostro figlio al primo bagno in mare acquistammo i pannolini adatti all'acqua e lo vestimmo con una maglietta e un cappellino bianchi per proteggerlo dal sole. Oltre all'abbigliamento, lo coprimmo interamente con la crema protettiva totale adatta ai neonati. Evitammo anche di rimanere in spiaggia nelle ore più calde, preferendo riposarci tutti in casa al fresco.

Il mare gli piacque moltissimo: non smetteva di ridere nel suo salvagente a ciambella e continuava a sbattere le mani e i piedi. Era una gioia vederlo così felice, non avremmo mai voluto tirarlo fuori dall'acqua. L'unica nota negativa del mare fu il vento che lo rendeva irrequieto; infatti, faceva molta fatica ad addormentarsi quando eravamo in spiaggia. La vacanza andò bene, sebbene fu una delle più faticose, ma fu anche una delle più belle..."

Viaggiare con un neonato è un'esperienza che richiede una pianificazione attenta e una buona dose di preparazione. Prima di partire, è essenziale assicurarsi di avere tutto ciò di cui il bambino potrebbe aver bisogno durante il viaggio, come pannolini, cibo, vestiti, coperte e giocattoli per tenerlo occupato. Inoltre, è importante tenere a mente la sicurezza del neonato, assicurandosi di avere un seggiolino auto adatto al suo peso e alle sue dimensioni e di installarlo correttamente nel veicolo.

Quando si viaggia con un neonato, è consigliabile pianificare soste frequenti per permettere al bambino di muoversi, essere cambiato e nutrito, e per dare alla famiglia un po' di pausa. È utile cercare destinazioni che siano adatte alle esigenze del neonato, come parchi o aree verdi dove il bambino può giocare in sicurezza o strutture con servizi per i neonati.

Se si viaggia in aereo, è importante informarsi sulle politiche della compagnia aerea riguardanti i neonati e prepararsi adeguatamente per il volo.

Durante il viaggio, è importante rimanere flessibili e adattarsi alle esigenze del bambino. Essere pronti ad affrontare imprevisti come cambiamenti di pannolino imprevisti o pianti inconsolabili può contribuire a ridurre lo stress e rendere il viaggio più piacevole per tutti i membri della famiglia.

Se la montagna fosse la tua meta preferita, dovresti pianificare soggiorni di durata medio-lunga. Questo perché il corpo del neonato ha bisogno di tempo per abituarsi alla pressione atmosferica del luogo.

Per quanto riguarda il mare, è importante proteggere il tuo bambino dai dannosi raggi UV. Assicurati di evitare l'esposizione diretta al sole, soprattutto nelle ore più calde. I neonati hanno bisogno di idratarsi regolarmente, quindi ricorda di allattarlo spesso. Se il tuo bambino ha meno di sei mesi è meglio non esporlo al sole direttamente. Se ha più di sei mesi, usa la crema solare con protezione totale e assicurati che indossi costumi da bagno, cappellini e quant'altro necessario per proteggerlo dal sole.

Nonostante le sfide che possono presentarsi, viaggiare con un neonato può essere un'esperienza gratificante e memorabile. Offre l'opportunità di creare nuovi ricordi e condividere momenti speciali in famiglia, e può essere un'occasione per esplorare nuovi luoghi e fare nuove esperienze insieme al proprio piccolo.

Quali sono gli elementi essenziali da portare in viaggio con un neonato? Elementi essenziali includono pannolini, cibo, vestiti extra, coperte, salviette umide, giocattoli, farmaci essenziali, e articoli per l'igiene del bambino.

Come gestire il tempo di viaggio con un neonato? È importante pianificare soste frequenti per dare al neonato la possibilità di muoversi e rilassarsi. Inoltre, è utile organizzare il viaggio durante il momento della giornata in cui il neonato tende a dormire di più.

Come gestire il sonno del neonato durante i viaggi? È consigliabile mantenere una routine quanto più possibile simile a quella a casa, cercando di rispettare gli orari dei pasti e del sonno del neonato. Portare con sé oggetti familiari può aiutare a creare un ambiente confortevole per dormire.

Quali sono le migliori destinazioni per viaggiare con un neonato? Destinazioni con strutture familiari e servizi adeguati per i neonati possono rendere il viaggio più facile e piacevole. Le località di mare o le destinazioni rurali tranquille spesso offrono un ambiente rilassante per le famiglie con neonati.

Quali sono i consigli per pianificare attività divertenti e adatte al neonato durante i viaggi? Cerca di includere attività adatte all'età del neonato, come passeggiate in passeggino, visite a parchi o aree gioco per bambini, e momenti di interazione familiare come leggere libri o giocare con giocattoli interattivi.

16- CYBER-BAMBINI

"A un anno di età, il nostro piccolo esploratore cominciò ad avventurarsi tra gli oggetti che popolavano il suo mondo, incuriosito da tutto ciò che lo circondava. Spesso lo sorprendevamo mentre tentava di interagire con la televisione, alzando le manine per toccare lo schermo o cercando di utilizzare i giochi come se fossero dei telecomandi.

Il nostro bimbo imparò presto anche il funzionamento dei cellulari, scoprendo che, per accendere lo schermo, bastava un tocco sullo schermo. Talvolta ci trovavamo a dover spegnere la televisione che lui aveva acceso, magari senza che ce ne accorgessimo. Nel mio quotidiano con lui, cercavo sempre di promuovere attività all'aria aperta o di coinvolgerlo nella creazione di giochi fai-da-te, ma ammetto che, specialmente nelle ore serali, l'opzione di guardare qualche cartone animato diventava un toccasana per tutti, permettendogli di tranquillizzarsi e a noi genitori di recuperare un po' di energia.

Quando si trattava di cenare fuori con il nostro bambino, la gestione della situazione diventava cruciale: evitavamo accuratamente di cedere alla tentazione di consegnargli uno dei nostri smartphone. Abbiamo voluto abituarlo fin da piccolo a comportarsi in modo appropriato nei diversi contesti, e il ristorante non era certo una sala giochi. Tuttavia, non potevamo ignorarlo completamente, quindi cercavamo di coinvolgerlo con qualche gioco da tavolo o intrattenendolo con chiacchiere e racconti...”

-

I bambini di oggi sono immersi nell'era digitale, dobbiamo accettare questa realtà, ma dobbiamo saperli controllare e gestire. Interagiscono con le pagine toccando gli schermi, anziché sfogliarle con le dita umide e imparano a usare i dispositivi elettronici molto prima di padroneggiare la lettura e la scrittura. In poco tempo saranno in grado di interagire direttamente con la televisione, modificando i programmi secondo i loro desideri del momento.

Un problema grosso, di questi tempi, è che i bambini consumano i contenuti in modo frammentato, desiderando tutto immediatamente e senza pazienza. Non riescono a guardate un programma o a leggere un libro per intero. Le generazioni precedenti dovevano attendere settimanalmente il prossimo episodio della loro serie preferita in televisione, i giovani di oggi invece hanno accesso a una lista infinita di contenuti, disponibili istantaneamente. Questa abbondanza di scelta ha plasmato le loro aspettative e il loro comportamento, rendendoli incapaci di aspettare o a patire l'attesa.

Inoltre, la tecnologia è al centro delle loro interazioni sociali. Questo ha modificato profondamente anche il modo in cui si rapportano con gli altri e come formano le loro amicizie. In sintesi, questa generazione è cresciuta con l'idea che tutto sia disponibile istantaneamente e la tecnologia sia il mezzo principale attraverso cui interagire con il mondo.

Bisogna cercare di fare annoiare i bambini di tanto in tanto, poiché questo stimola la loro immaginazione e la loro creatività. Trovare un equilibrio tra l'uso della tecnologia e le attività tradizionali è molto importante, e consente ai nostri figli di crescere in un ambiente che valorizzi entrambi.

I bambini, vi accorgerete, sono delle vere e proprie spugne, capaci di apprendere e assorbire conoscenze in modo impressionante sin dalla nascita. La loro curiosità è insaziabile e li spinge a esplorare il mondo attraverso il tocco, il gusto e l'osservazione. Anche oggetti apparentemente banali diventano fonte di scoperta e interesse per loro.

Tuttavia, spesso cerchiamo di proteggerli e limitarli all'interno di spazi sicuri, senza renderci conto che il loro vero apprendimento avviene attraverso l'esplorazione attiva e la libertà di movimento. Il tempo trascorso in un ambiente stimolante e ricco di opportunità di apprendimento è molto più prezioso di qualsiasi giocattolo.

-

Quali sono i rischi legati all'eccessiva esposizione dei neonati alla tecnologia? L'eccessiva esposizione può influenzare negativamente lo sviluppo cognitivo, sociale, emotivo e fisico dei neonati, aumentare il rischio di obesità infantile e interferire con la qualità del sonno.

Quali sono i vantaggi dell'uso moderato della tecnologia per i neonati? L'uso moderato della tecnologia può essere educativo e divertente per i neonati, fornendo loro opportunità di apprendimento attraverso giochi interattivi, video educativi e applicazioni appositamente progettate.

Quanto tempo al giorno è consigliabile per un neonato essere esposto alla tecnologia? Gli esperti raccomandano di limitare l'esposizione dei neonati alla tecnologia a massimo 30-60 minuti al giorno, suddivisi in brevi sessioni.

Come posso bilanciare l'uso della tecnologia con altre attività per i neonati? È importante integrare l'uso della tecnologia con altre attività stimolanti, come il gioco all'aperto, la musica, l'interazione faccia a faccia e la lettura di libri.

Quali sono alcuni giocattoli o attività che favoriscono lo sviluppo cognitivo dei neonati? Giochi interattivi, giocattoli tattili, libri con immagini vivaci, sonagli, tappetini sensoriali e giocattoli che emettono suoni possono tutti aiutare a stimolare lo sviluppo cognitivo dei neonati.

Quali sono i segnali che indicano che il neonato potrebbe essere troppo esposto alla tecnologia? Segni di sovraesposizione possono includere irritabilità, difficoltà di concentrazione, ritardi nello sviluppo motorio e disturbi del sonno.

Qual è l'importanza del gioco nel processo di apprendimento dei neonati? Il gioco è fondamentale per lo sviluppo cognitivo, emotivo, sociale e fisico dei neonati, poiché offre loro opportunità di esplorazione, scoperta, creatività e interazione con il mondo circostante.

17- LO SVEZZAMENTO

"Quando il pediatra ci suggerì di iniziare lo svezzamento per nostro figlio, sentimmo un misto di eccitazione e orgoglio. Era un nuovo capitolo della sua crescita, un passo verso l'autonomia alimentare che avrebbe aperto un mondo di sapori e scoperte. Il primo pasto, un semplice brodo vegetale, rappresentava il primo approccio al cibo solido, una transizione delicata dalla dolcezza del latte materno al gusto più complesso delle verdure. Preparavamo il brodo con cura, selezionando ingredienti freschi e nutrienti come patate, carote e zucchine, arricchendolo con farina di riso per una consistenza morbida e facilmente digeribile. Per le proteine, seguivamo le indicazioni del pediatra, introducendo gradualmente liofilizzati di carne e successivamente omogeneizzati di carne o pesce, garantendo al nostro piccolo un adeguato apporto nutritivo. Ogni pasto era completato con un tocco di grana grattugiato e un filo d'olio extravergine d'oliva. Nei primi giorni dello svezzamento, era inevitabile che nostro figlio si sporcasse, esplorando con le sue manine i nuovi sapori e imparando a coordinare i movimenti per portare il cibo alla bocca. Era un divertimento per lui e per noi,

anche se significava un po' più di lavoro per pulire dopo ogni pasto. Avevamo sempre delle bavaglie a portata di mano, pronti a catturare le inevitabili sbavature e gli schizzi di cibo che scivolavano giù dal mento. Ma quelle macchie e macchioline erano segni di crescita e di esplorazione, ricordi preziosi di quel periodo di scoperta e di condivisione... "

-

Lo svezzamento segna un momento importante per la famiglia, sia per la tenerezza che evoca riunendo tutti a tavola, sia perché rappresenta un passaggio sociale che riapre la possibilità di cenare fuori con meno restrizioni. Svezzare significa gradualmente introdurre cibi solidi o semisolidi in aggiunta all'allattamento al seno o al biberon. Questa transizione avviene generalmente intorno al 5° o 6° mese, ma può variare a seconda del bambino, del suo appetito e dal pediatra. Il latte materno rimane il miglior nutrimento per il bambino fino all'ottavo mese. Durante lo svezzamento, i bambini sperimentano nuovi sapori, che possono essere un'avventura divertente anche se inizialmente tutto è nuovo per loro.

Tuttavia, è importante adottare precauzioni riguardo al tipo di cibo e alle dimensioni dei pezzi offerti, così come alla graduale introduzione di nuovi alimenti per prevenire o scoprire possibili allergie. Seguire il buonsenso, scegliere ingredienti di qualità e informarsi sono principi chiave per garantire una transizione sicura e sana verso una dieta più variegata. Evitate però, per i primi anni di vita del vostro bambino, il sale e lo zucchero.

L'alimentazione dei bambini può suscitare molte preoccupazioni e ansie, ma è importante non farsi prendere dal panico. I bambini hanno spesso un altalenante appetito e tendono a rifiutare cibi mangiati in precedenza e viceversa. Il consiglio è di non cadere nella trappola e riproporre, alcune volte, un alimento non accettato in precedenza prima di considerarlo bandito.

-

Quali alimenti sono adatti per lo svezzamento? Frutta e verdura cotte o frullate, cereali senza glutine come riso o mais, purea di carne o pesce, e legumi sono ottimi cibi per iniziare lo svezzamento.

Come posso evitare le allergie alimentari durante lo svezzamento? Introdurre nuovi alimenti uno alla volta e osservare attentamente eventuali reazioni allergiche. Iniziare con cibi poco allergenici come la mela, la banana o il riso.

Quando posso introdurre latticini nella dieta del mio bambino? Solitamente, si consiglia di introdurre latticini come lo yogurt o il formaggio morbido intorno ai 9-12 mesi di età, ma è importante consultare il pediatra per valutare la maturità intestinale del bambino.

Come posso rendere lo svezzamento un'esperienza piacevole per il mio bambino? Sperimentare con una varietà di sapori e condimenti, coinvolgere il bambino nel processo e creare un'atmosfera positiva durante i pasti.

Posso dare al mio bambino cibi piccanti durante lo svezzamento? È meglio evitare cibi troppo piccanti o complessi durante lo svezzamento, poiché il sistema digestivo del bambino è ancora in via di sviluppo e potrebbe essere sensibile a certi sapori intensi.

Quanto dovrebbe mangiare il mio bambino durante lo svezzamento? All'inizio, il bambino potrebbe mangiare solo pochi cucchiai di cibo solido una o due volte al giorno, ma gradualmente aumenterà la quantità e la frequenza dei pasti.

Come posso sapere se il mio bambino è pronto per passare a cibi solidi più complessi? Segni di maturità per lo svezzamento includono la capacità di stare seduti da soli, l'interesse per il cibo, il controllo della testa e la capacità di inghiottire cibi solidi. Consultare il pediatra per ulteriori indicazioni.

"All'inizio, un velo di preoccupazione si posò sui nostri cuori quando il primo test dell'udito del nostro piccolo non superò la prova. Le parole dei medici, alla terza visita specialistica, furono come una carezza di sollievo: le sue orecchie erano solo parzialmente bloccate dai fluidi del parto, ma ora poteva sentire perfettamente.

Il primo vaccino obbligatorio, invece, ha rappresentato una tappa necessaria per il nostro bambino. Nonostante gli avvertimenti sulle possibili complicazioni, ha affrontato l'ago con coraggio, quasi senza lamentarsi. E sebbene ebbe la febbre per qualche giorno, passò senza lasciare traccia di problemi. Anche con i successivi vaccini, nostro figlio reagì bene, senza mai sviluppare controindicazioni.

Poi, attorno al suo primo compleanno, fu il momento di affrontare un nuovo test, un prelievo del sangue per escludere eventuali problemi di salute. Il cuore ci batteva forte mentre attendevamo i risultati, ma quando finalmente arrivò l'annuncio che tutto era nella norma ci tranquillizzammo..."

Gli esami e i test post-nascita sono cruciali per identificare eventuali problemi di salute critici nei neonati. Sebbene la maggior parte dei test di screening produca risultati normali, quelli anormali richiedono ulteriori esami diagnostici per individuare eventuali problemi. Fortunatamente, la maggior parte dei problemi di salute individuati precocemente può essere curata efficacemente, il che sottolinea l'importanza del trattamento precoce nel prevenire complicazioni più gravi per il bambino.

Le prime vaccinazioni sono un passaggio importante per la salute del tuo bambino e solitamente iniziano già dal secondo mese di vita, proseguendo fino all'anno d'età. Queste vaccinazioni sono fondamentali per proteggerlo da una serie di malattie potenzialmente pericolose. È importante seguire attentamente il programma vaccinale consigliato dal pediatra e assicurarsi di mantenere aggiornate tutte le vaccinazioni necessarie per garantire la massima protezione al tuo piccolo. Se hai domande o dubbi sui vaccini, non esitare a discuterne con il pediatra che sarà in grado di fornirti tutte le informazioni necessarie.

Quali sono i primi esami medici che il neonato deve affrontare dopo la nascita? I primi esami medici includono il test dell'udito, il test di Apgar per valutare le condizioni del neonato alla nascita, e il controllo generale da parte del pediatra.

Qual è l'importanza del test dell'udito neonatale? Il test dell'udito neonatale è importante perché consente di identificare precocemente eventuali problemi uditivi che potrebbero interferire con lo sviluppo del linguaggio e dell'apprendimento.

Come vengono eseguiti i test di screening neonatale? I test di screening neonatale di solito coinvolgono un prelievo di sangue dal tallone del neonato, che viene quindi analizzato per rilevare eventuali condizioni genetiche o metaboliche.

Quali sono i principali vaccini somministrati ai neonati nei primi mesi di vita? I vaccini comuni somministrati ai neonati includono il vaccino contro l'epatite B, il vaccino contro il tetano, la difterite e la pertosse (DTaP) e il vaccino contro la poliomielite.

Quali sono le possibili reazioni ai vaccini nei neonati? Le reazioni comuni ai vaccini nei neonati includono arrossamento, gonfiore o dolore nel sito di iniezione, febbre lieve, irritabilità e sonnolenza. Sono rare le reazioni gravi.

Quali precauzioni devo prendere prima e dopo la somministrazione dei vaccini al mio neonato? Prima della somministrazione, assicurati di informare il medico su eventuali allergie o condizioni preesistenti del neonato. Dopo la somministrazione, monitora il neonato per eventuali reazioni e segui le istruzioni del medico per alleviare eventuali sintomi.

Quali sono le conseguenze di non somministrare i vaccini ai neonati? La mancata somministrazione dei vaccini ai neonati può esporli a un rischio maggiore di contrarre malattie infettive potenzialmente gravi, compromettendo la loro salute e il loro benessere a lungo termine.

19- I PRIMI MOVIMENTI

"*Il decimo mese segnò l'inizio di una nuova fase per il nostro piccolo. Finalmente, cominciò a gattonare, con quella dolce incertezza tipica dei primi passi nel mondo. Era incredibile vederlo muoversi, rotolare e dirigere la sua esplorazione verso ogni angolo della casa, con occhi curiosi e un sorriso contagioso.*

Con il passare dei giorni, la sua autonomia cresceva sempre di più. Attaccandosi con vigore ai mobili e alle sedie, cercava di mettersi in piedi, ma ancora timido, rimaneva aggrappato con forza. Decidemmo di giocare insieme a lui, coinvolgendo anche i nonni, per aiutarlo a prendere coraggio e a staccarsi un po' di più.

E così, a un anno e due mesi, il momento tanto atteso arrivò: il nostro bambino camminò da solo per la prima volta. Anche se un po' instabile, faceva pochi passi decisi, sperimentando il nuovo senso di libertà che solo il camminare autonomamente può dare. Ma con la crescita arrivano anche le piccole sfide: le prime botte, inevitabili compagni di viaggio in questo mondo da esplorare.

Una di queste botte ci spaventò particolarmente. Dopo un colpo alla testa, il nostro piccolo perse sangue dal naso, scatenando in noi una paura improvvisa. Chiamammo immediatamente l'ambulanza, temendo il peggio. Ma alla fine, fortunatamente, si trattava solo di un capillare rotto, un piccolo incidente che passò senza lasciare conseguenze. E così, con un sospiro di sollievo, ritornammo a casa, consapevoli che le avventure della crescita portano con sé anche piccoli ostacoli da superare..."

-

Nel meraviglioso mondo dello sviluppo del neonato, ogni nuovo movimento è una piccola vittoria, un passo avanti verso l'autonomia e l'esplorazione del mondo che lo circonda.

All'inizio, il neonato è un piccolo essere indifeso, incapace di muoversi autonomamente. Ma già nei primi mesi di vita, inizia a muovere braccia e gambe in piccoli movimenti involontari, un preludio ai grandi passi che verranno. È un momento di scoperta per il neonato, che inizia a comprendere il proprio corpo e le sue potenzialità.

Tra il terzo e il quarto mese, il neonato sviluppa la capacità di controllare i movimenti della testa e del collo, aprendo la strada a una maggiore interazione con l'ambiente circostante. Inizia a muovere le braccia e le gambe in modo coordinato, esplorando lo spazio intorno a sé con curiosità crescente.

Verso il settimo mese, il neonato raggiunge un importante traguardo: gattonare. Con un mix di braccia e gambe in movimento sincronizzato, inizia a spostarsi autonomamente sul pavimento, esplorando nuovi territori e avvicinandosi a giocattoli o oggetti di interesse. È un momento emozionante per il neonato e per i genitori, che assistono orgogliosi ai primi passi verso l'autonomia.

Il gattonare non è solo un mezzo di locomozione, ma anche un'importante fase di sviluppo motorio e cognitivo. Aiuta il neonato a rinforzare i muscoli, a migliorare il coordinamento e a sviluppare la consapevolezza spaziale, preparandolo gradualmente per il prossimo grande passo: camminare.

Intorno all'anno di età, molti neonati compiono il loro primo passo indipendente. Con una combinazione di coraggio, equilibrio e qualche inciampo lungo il percorso, si avventurano nel mondo del camminare autonomamente. È un momento di gioia e di celebrazione per la famiglia, che guarda con orgoglio il proprio bambino crescere e svilupparsi.

Con ogni nuovo passo, il neonato scopre un po' di più le proprie capacità, preparandosi per le sfide e le gioie che lo attendono lungo il suo percorso di crescita.

-

Quali sono i benefici del gattonare per lo sviluppo del bambino? Il gattonare aiuta a rinforzare i muscoli, a migliorare il coordinamento e l'equilibrio, e a stimolare lo sviluppo cognitivo attraverso l'esplorazione dell'ambiente circostante.

Come posso incoraggiare il mio bambino a iniziare a gattonare? Mettere giocattoli interessanti a portata di mano del bambino, incoraggiarlo con parole dolci e incoraggiare la sua esplorazione del pavimento sono modi efficaci per stimolare il gattonare.

Quali sono i segnali che indicano che il mio bambino è pronto per fare i primi passi? Segni che indicano che il bambino è pronto a camminare includono il sollevamento autonomo e il mantenimento della posizione eretta per brevi periodi, l'interesse nel tentare di camminare afferrandosi a mobili o mani adulte, e un buon controllo del corpo.

Quali sono le migliori precauzioni da prendere per prevenire le cadute durante i primi tentativi di camminata del bambino? Assicurarsi che l'ambiente in cui il bambino si muove sia sicuro, evitare tappeti scivolosi, mobili appuntiti o oggetti pericolosi, e mantenere sempre una supervisione attenta possono contribuire a prevenire le cadute.

Come posso calmare e confortare il mio bambino dopo una caduta o una botta durante i suoi primi tentativi di camminata? Assicurare al bambino che tutto va bene, offrire carezze e abbracci per confortarlo, e distrarlo con un gioco o un'attività divertente possono aiutare a calmare il bambino dopo una caduta o una botta.

Quando è necessario consultare un medico dopo una caduta o una botta del bambino? È consigliabile consultare un medico se il bambino sembra essersi fatto male seriamente, se ci sono segni di ferite gravi o se il bambino mostra sintomi di malessere come vomito, sonnolenza eccessiva o cambiamenti nel comportamento.

Qual è il trattamento consigliato da applicare sulla zona colpita dopo una caduta per ridurre il gonfiore e alleviare il dolore? Ghiaccio o impacco freddo, crema o gel a base di arnica, crema antinfiammatoria, o acqua fredda. Consultare comunque sempre il pediatra prima di applicare qualsiasi medicinale.

20- ASILO NIDO

"L'asilo nido rappresentò per noi genitori il primo passo nel distacco da nostro figlio. Dopo aver scelto con cura la struttura che ci sembrava più adatta, piena di colorate attività ricreative e con maestre gentili e competenti, abbiamo avuto la fortuna che fosse vicino a casa. Sembrava il luogo perfetto per il nostro piccolo.

Tuttavia, le prime settimane all'asilo nido non sono passate del tutto senza intoppi. Il nostro bambino si ammalò spesso, costringendoci a lasciarlo a casa con i nonni a settimane alterne. Le lunghe giornate di gioco e di interazione con gli altri bambini sembravano metterlo a rischio di contrarre ogni sorta di raffreddori e influenze.

Ma poi, con l'arrivo della primavera e il passare dell'inverno, le cose cambiarono. Il nostro piccolo non si ammalò più, o almeno molto raramente. Libero da tosse e raffreddori, poté finalmente godersi appieno i suoi nuovi amichetti e le tante attività che lo attendevano ogni giorno. Fu come se il sole primaverile avesse portato con sé anche un po' di fortuna per la sua salute, e noi genitori non potevamo che essere felici di vederlo andare all'asilo serenamente.

Il nido aveva anche un'applicazione che si rivelò un prezioso alleato per tenerci sempre aggiornati sulle giornate del nostro piccolo. Attraverso questa app, potevamo monitorare i suoi sonnellini, scoprire cosa aveva mangiato a pranzo e assicurarci che avesse fatto merenda. Era come avere un piccolo occhio attento su di lui, anche quando non eravamo fisicamente presenti.

Questa tecnologia ci permetteva di sentirlo più vicino, anche quando eravamo lontani, e di partecipare in modo più attivo alla sua giornata. Ogni giorno diventò un po' più facile separarci dal nostro bambino, sapendo che potevamo sempre dare un'occhiata alla sua giornata e sapere che stava bene ed era felice. Era un modo per sentirlo più vicino, anche quando eravamo al lavoro, anche se solo virtualmente..."

-

Quando ci si avvicina alla scelta dell'asilo nido (o dell'infanzia), è come aprire una porta a un nuovo capitolo della vita familiare. È un momento pieno di emozioni contrastanti: l'entusiasmo per il nuovo ambiente e le opportunità educative, ma anche l'ansia per la separazione e la fiducia nel lasciare il proprio tesoro nelle mani di altri.

Una delle prime cose da fare è iniziare la ricerca. È un po' come cercare una seconda casa per il tuo bambino. Chiedi consigli agli amici, cerca online e prenota delle visite. Durante queste visite, cerca di percepire l'atmosfera generale e osserva attentamente le interazioni tra gli insegnanti e i bambini. È importante trovare un luogo in cui il tuo bambino si senta accolto e amato. La comunicazione è fondamentale. Cerca un asilo nido che promuova una comunicazione aperta e trasparente con i genitori. Vorrai essere aggiornato su cosa fa il tuo bambino durante il giorno e avere la possibilità di discutere eventuali preoccupazioni o domande con gli insegnanti. Scegli un asilo nido che rispecchi i valori e gli obiettivi educativi della tua famiglia. Ogni asilo nido ha il suo approccio pedagogico, quindi assicurati di trovare uno che si allinei con le tue convinzioni sulla crescita e lo sviluppo del bambino. Ma la sicurezza è la priorità assoluta: assicurati che l'asilo nido abbia protocolli chiari per la sicurezza dei bambini e che l'ambiente sia sicuro e ben tenuto.

Infine, ascolta il tuo istinto genitoriale. Se ti senti a tuo agio e hai fiducia nel nido che hai scelto, è probabile che sia la scelta giusta per voi. Con un po' di ricerca e riflessione, puoi trovare quello sicuro, accogliente e stimolante per il tuo piccolo.

-

Come posso preparare mio figlio per l'ingresso all'asilo nido? È importante organizzare visite preventive alla struttura e abituare gradualmente il bambino alla separazione, se necessario.

Quali sono i vantaggi dell'interazione con altri bambini nell'ambiente dell'asilo nido? L'interazione con altri bambini nell'asilo nido favorisce lo sviluppo sociale, emozionale e cognitivo, oltre a promuovere la condivisione, la collaborazione e la capacità di risolvere i conflitti.

Quali sono le politiche sull'alimentazione all'asilo nido? Le politiche alimentari possono variare da struttura a struttura, ma solitamente prevedono pasti e spuntini sani e bilanciati, rispettando eventuali esigenze dietetiche o allergie dei bambini.

Quali sono le attività educative e ricreative offerte ai bambini nell'asilo nido? Le attività possono includere giochi liberi, attività strutturate, arte e artigianato, lettura, musica, attività all'aria aperta e esplorazione sensoriale, tutte finalizzate a stimolare lo sviluppo globale dei bambini.

Quali sono i vantaggi della comunicazione tra genitori e educatori dell'asilo nido? La comunicazione regolare tra genitori ed educatori consente di condividere informazioni importanti sul bambino, monitorare il suo sviluppo e affrontare eventuali preoccupazioni o esigenze specifiche.

Quali sono i fattori da considerare per valutare l'asilo nido? Alcuni fattori da considerare includono la qualità dell'educazione e della cura fornita, la comunicazione con il personale, l'adeguatezza delle strutture e delle risorse, la flessibilità nei programmi e la soddisfazione complessiva del bambino.

21- LE PRIME PAROLE

"Quando il nostro piccolo cominciò a fare i primi versetti, sembrava di aver conquistato un castello inespugnabile. Era come assistere a una magia vedere che, un momento non riusciva a emettere neanche un suono, ma il momento dopo era in grado di muovere la lingua insieme per esprimere il suo pensiero. Con i suoi occhi, vispi e curiosi, si sforzava di catturare i movimenti delle nostre labbra e le nostre parole per riprodurle al meglio. Noi eravamo incantati da ogni suono che usciva dalla sua bocca, anche se per noi non aveva ancora un significato definito. Molte volte cercammo di rendere questi momenti un gioco, ripetendo con entusiasmo ogni sillaba che pronunciava, incoraggiandolo a parlare sempre di più.

Così, tra sorrisi e risate, iniziammo a cogliere le prime parole dal suo linguaggio infantile. La prima parola che disse, plasmata con tanto amore dalle 'dolci' insistenze di mia moglie, fu papà. Sentire quella parola, pronunciata con innocente fervore, mi colmò di una gioia indescrivibile, rafforzando il legame che ci stava unendo sempre più.

Con il passare dei giorni, il nostro piccolo chiacchierone amlpiò sempre di più il suo repertorio. "Aca" per l'acqua, "caca" per le scarpa e "zuzu" per il ciuccio diventarono le sue prime parole, piccoli capolavori di creatività infantile che riempivano la casa di un chiasso contagioso..."

-

Durante il primo anno di vita, i neonati attraversano una serie di fasi nel loro sviluppo del linguaggio. Iniziano con i primi versetti, caratterizzati da vocalizzazioni casuali e semplici suoni di base come i gorgoglii. Questi primi versetti sono spesso non intenzionali e riflettono l'esplorazione dei neonati dei loro meccanismi vocali.

Con il passare del tempo, i neonati iniziano a sperimentare con una gamma più ampia di suoni e sillabe, che diventano gradualmente più controllati e ripetibili. Questa fase, nota come "balbettio", vede i neonati producono sequenze ripetitive di vocali e consonanti, che possono includere sillabe come "ma", "pa", "ba", "da", "ga".

A partire da circa i nove mesi di età, molti neonati iniziano a fare progressi significativi nella produzione delle prime parole. Queste prime parole sono spesso semplici e legate al loro ambiente immediato. Possono includere nomi familiari come "mamma" e "papà", oggetti comuni come "acqua" o "giocattolo", o azioni quotidiane come "mangiare" o "dormire".

Il passaggio dalle prime sillabe alle prime parole è un momento di grande importanza nello sviluppo del linguaggio del neonato, poiché rappresenta la capacità del bambino di associare i suoni al loro relativo significato. I genitori svolgono un ruolo vitale nel supportare questo processo, fornendo un ambiente ricco di stimoli linguistici e rispondendo positivamente alle prime tentativi di comunicazione del loro bambino.

-

A che età iniziano i neonati a fare i primi versetti? I neonati iniziano a fare i primi versetti solitamente intorno ai due o tre mesi di età.

Come possiamo incoraggiare lo sviluppo del linguaggio verbale nei neonati? Parlando loro spesso, leggendo loro libri e rispondendo ai loro tentativi di comunicare.

Qual è il significato di balbettare nei neonati? Balbettare nei neonati è il processo attraverso il quale esplorano i suoni e le combinazioni di suoni nel linguaggio.

Quando è normale che i neonati inizino a dire le prime parole? I neonati iniziano di solito a dire le prime parole tra i nove e i dodici mesi di età.

Qual è il ruolo dei genitori nel supportare lo sviluppo del linguaggio nei neonati? I genitori giocano un ruolo cruciale nel supportare lo sviluppo del linguaggio nei neonati attraverso l'interazione, la lettura e il sostegno.

Cosa possiamo fare se il nostro neonato non inizia a fare i primi versetti entro una certa età? Se il neonato non inizia a fare i primi versetti entro una certa età, è consigliabile consultare un pediatra per valutare eventuali problemi di sviluppo.

Quali sono alcuni segni di un buon progresso nel linguaggio verbale del neonato? Alcuni segni di un buon progresso nel linguaggio verbale del neonato includono l'imitazione dei suoni, la comprensione di semplici istruzioni e la capacità di pronunciare alcune parole chiave.

22- UN BUON GENITORE

"Era una domenica mattina quando mio figlio, dopo essere caduto e aver pianto, venne verso di me e mi abbracciò una gamba. Vidi i suoi occhi pieni di lacrime e la tristezza dipinta sul suo minuscolo viso.

Quella giornata cambiò il mio modo di vedermi: capii che il mio ruolo non era solo quello di impartire insegnamenti, ma anche di essere un sostegno in ogni momento, sia nei successi, come imparare a camminare, che negli errori, come cadere. Mi resi conto che essere un buon genitore non significa essere perfetti, ma essere presenti e comprensivi. Ho imparato anche che essere un buon genitore richiede pazienza, amore incondizionato e la capacità di ascoltare con il cuore. È un equilibrio delicato tra guida e libertà, tra insegnare e imparare insieme.

Ogni giorno cerco di imparare dai miei errori, di essere un modello di integrità e compassione, e di fornire un ambiente sano in cui mio figlio possa crescere..."

-

Nella ricerca dell'essere un buon genitore, ci si ritrova spesso a contemplare questa domanda cruciale: "Come posso essere un buon genitore?". In questo capitolo, voglio condividere cinque consigli che, secondo la mia esperienza, contribuiscono a definire il ruolo genitoriale in modo positivo.

L'accudimento fisico è il primo pilastro su cui poggia il benessere dei nostri figli. Garantire loro un'alimentazione equilibrata, un ambiente sicuro e confortevole, abbigliamento adatto alle condizioni climatiche e assistenza medica quando necessario, sono dimostrazioni tangibili del nostro amore e della nostra responsabilità nei confronti del loro sviluppo.

La capacità di esprimere affetto gioca un ruolo fondamentale nella crescita emotiva e psicologica dei nostri figli. Abbracci, parole gentili e un ascolto attento comunicano loro il nostro amore, contribuendo a costruire un legame di fiducia e sicurezza che li accompagnerà nel loro percorso di crescita.

Ogni bambino comunica in modo unico e i genitori devono essere sensibili ai segnali che essi trasmettono, ma anche a quelli che non trasmettono. Essere attenti alle loro esigenze emotive, comportamentali e fisiche ci consente di rispondere in modo adeguato, offrendo sostegno quando necessario e incoraggiamento quando appropriato, contribuendo così al loro benessere emotivo.

Essere genitori richiede flessibilità e adattabilità. Il mondo e le esigenze dei nostri figli cambiano costantemente; quindi, è importante aggiornare continuamente il nostro comportamento. Questo può significare imparare nuove tecniche di genitorialità, informarsi sullo sviluppo infantile e migliorare le nostre abilità comunicative per soddisfare al meglio le esigenze dei nostri figli in ogni fase della loro crescita.

Infine, stabilire regole chiare e coerenti fornisce ai nostri figli una struttura e dei confini che li aiutano a comprendere cosa è accettabile e cosa no. È importante spiegare loro il motivo delle regole e applicarle in modo equo e consistente, offrendo così un ambiente sicuro in cui possano crescere e svilupparsi in modo corretto.

-

Qual è l'importanza di essere un modello positivo per i propri figli? Essere un modello positivo per i propri figli è essenziale perché i bambini imparano attraverso l'osservazione e l'imitazione dei comportamenti dei genitori. Un genitore che mostra comportamenti positivi e sani aiuta i propri figli a sviluppare abilità sociali, emotive e comportamentali positive.

Come posso instaurare una comunicazione efficace con i miei figli? La comunicazione efficace con i figli coinvolge l'ascolto attivo, la chiarezza nel comunicare le aspettative e i limiti, l'uso di un linguaggio positivo e rispettoso, e la creazione di uno spazio sicuro in cui i bambini si sentano liberi di esprimersi.

Come posso gestire efficacemente i conflitti con i miei figli? Gestire i conflitti con i figli richiede calma, ascolto attento delle loro prospettive, rispetto reciproco, ricerca di soluzioni collaborative e comunicazione aperta. È importante evitare il ricorso a punizioni eccessive o alzare la voce.

Qual è l'importanza di stabilire routine e limiti per i propri figli? Stabilire routine e limiti aiuta i bambini a sentirsi sicuri, prevedibili e responsabili. Le routine quotidiane forniscono struttura e stabilità, mentre i limiti chiari e coerenti insegnano ai bambini a rispettare le regole e ad assumersi responsabilità per le proprie azioni.

Come posso incoraggiare un rapporto di fiducia e apertura con i miei figli? Per incoraggiare un rapporto di fiducia e apertura, è importante essere autentici, rispettare i sentimenti dei propri figli, essere disponibili per ascoltarli senza giudizio e instaurare un clima di rispetto reciproco e comprensione.

Qual è l'importanza di prendersi cura di sé stessi come genitore? Prendersi cura di sé stessi come genitore è fondamentale per mantenere un equilibrio emotivo, fisico e mentale, che a sua volta consente di essere presenti e attenti nei confronti dei propri figli. Ciò include il tempo per il riposo, l'esercizio fisico, il tempo libero e l'assistenza medica regolare.

CONCLUSIONE

In questa guida, abbiamo esplorato insieme il meraviglioso viaggio della genitorialità, offrendo consigli pratici, riflessioni e strumenti utili per affrontare con fiducia e serenità il ruolo di genitori. Ogni pagina è stata una condivisione e un invito a esplorare il proprio cuore, a scoprire nuove sfide e gioie, e a crescere insieme ai nostri figli. Ora, alla conclusione di questo libro, voglio rinnovare l'invito a essere presenti, ad ascoltare con amore, a comunicare con sincerità e ad essere un faro di speranza e amore per i figli. Che questa guida sia una fonte di ispirazione e sostegno nel vostro cammino di genitori pronti, e che ogni passo che compirete sia guidato dalla consapevolezza dell'importanza del vostro ruolo nella vita del vostro bambino.

Le esperienze raccontate sono strettamente personali, mentre le informazioni e i concetti discussi sono basati su valori medi e situazioni comuni, e possono variare a seconda delle circostanze individuali.

Grazie per aver scelto e letto questo libro; rinnovo nuovamente l'invito: se l'hai trovato utile e ti è piaciuto, considera di condividerlo o di consigliarlo ai tuoi amici neogenitori.

CONSIGLI PRATICI

Il riposo.

La creazione di una routine regolare del sonno per il neonato è fondamentale per stabilire abitudini salutari e favorire un sonno riposante sia per il bambino che per i genitori. Si consiglia di seguire un rituale tranquillo prima di coricarsi, come un bagnetto caldo o una ninna nanna rilassante, per aiutare il neonato a rilassarsi e prepararsi al sonno. È importante anche creare un ambiente confortevole e sicuro per dormire, evitando stimoli luminosi e rumorosi durante la notte.

La presa.

Per prendere in mano un neonato in modo sicuro e confortevole, assicurati prima di lavarti accuratamente le mani. Quando sollevi il bambino, sostieni sempre il collo e la testa delicatamente con entrambe le mani. Proteggi la testa del neonato mantenendola stabile e sicura durante il sollevamento e lo spostamento. Parla dolcemente e mantieni il contatto visivo per rassicurare il bambino mentre lo prendi in mano. Con pratica e fiducia, sarai in grado di creare un legame affettuoso e duraturo con il tuo piccolo attraverso queste interazioni sicure e amorevoli.

Il pianto.

Per gestire il pianto di un neonato, prima di tutto, controlla se ha fame, sonno o ha bisogno di essere cambiato. Prova a calmare il bambino con un dolce canto o carezze sulla schiena. Il contatto pelle a pelle può essere confortante, quindi prendi il neonato in braccio e cullalo delicatamente. Dai un'occhiata alla temperatura del bambino e assicurati che non abbia troppo caldo o troppo freddo.

Le coliche.

Per gestire le coliche di un neonato, prova a calmare il bambino con movimenti delicati e costanti, come il dondolio o il cullare. Puoi anche provare a massaggiare delicatamente la pancia del neonato in senso orario per alleviare l'accumulo di gas. Se il neonato si nutre al seno, è opportuno esaminare la dieta della mamma per identificare eventuali alimenti che potrebbero contribuire alle coliche.

Il bagnetto.

Stabilire una routine regolare per il bagno del neonato può contribuire a creare un ambiente rilassante e confortevole per il bambino e aiutare a promuovere il sonno e il benessere. Si consiglia di utilizzare prodotti delicati e adatti alla pelle sensibile del neonato e di mantenere la temperatura dell'acqua a livelli sicuri e confortevoli.

Le salviettine.

Le salviettine per neonati sono un'utile risorsa per la cura quotidiana dei neonati. Sono progettate per essere delicate sulla pelle sensibile e possono essere utilizzate per pulire delicatamente il viso, le mani e il sedere del bambino durante il cambio del pannolino. Le salviettine umidificate sono pratiche da usare in viaggio o fuori casa quando non hai accesso all'acqua e al sapone. Inoltre, le salviettine possono essere utilizzate per pulire le superfici e gli oggetti del bambino, come il seggiolino auto o il passeggino. Assicurati di scegliere salviettine senza profumi o sostanze chimiche aggressive per evitare irritazioni sulla pelle delicata del neonato.

Il pannolino.

Quando è necessario cambiare il pannolino del tuo bambino, assicurati di avere tutto il necessario a portata di mano: pannolini puliti, salviettine umidificate, crema protettiva per la pelle e un piano stabile. Posiziona con delicatezza il neonato su un fasciatoio o un letto, garantendo sempre la tua presenza e attenzione durante l'intero processo. Rimuovi il pannolino sporco con movimenti delicati, pulendo accuratamente l'area con salviettine umidificate o con l'acqua corrente. Asciuga la pelle delicatamente e applica, se necessario, una crema protettiva per prevenire irritazioni. Assicurati infine di chiudere saldamente il nuovo pannolino intorno al neonato, garantendo una vestizione comoda e sicura.

Tummy Time.

Il "tummy time" è un'importante pratica per lo sviluppo del neonato. Inizia gradualmente, girando il bambino sulla pancia, diverse volte al giorno. Assicurati che il bambino sia sveglio e vigile durante il tummy time e monitora attentamente la sua risposta e il suo comfort. Utilizza giocattoli colorati o specchi per incoraggiare il bambino a sollevare la testa e ad esplorare. Assicurati che sia posizionato su una superficie morbida e pulita, evitando di farlo sul letto o su superfici elevate. Gradualmente aumenta la durata e la frequenza del tummy time per incoraggiare lo sviluppo dei muscoli del collo e della schiena del bambino.

Il ciuccio.

Quando si tratta dell'uso del ciuccio per un neonato, è importante trovare un equilibrio tra comfort e necessità. Scegli un ciuccio morbido e flessibile, adatto all'età e alle esigenze del neonato. Limita l'uso del ciuccio solo ai momenti di pianto o disagio, evitando di dipendere eccessivamente da esso per calmare il bambino. Mantieni il ciuccio pulito e igienizzato regolarmente e monitora attentamente l'eventuale dipendenza del bambino da esso. Infine, considera gradualmente l'eliminazione del ciuccio quando il bambino è pronto per farne a meno.

Disostruzione delle vie aeree.

Dopo lo svezzamento, i bambini sono esposti a un elevato rischio di soffocamento, quindi è importante essere preparati a gestire tali situazioni.

La prima regola è contattare immediatamente il numero unico delle emergenze 112 (ex 118). Ogni istante conta in queste situazioni critiche. Evita di utilizzare il dito per rimuovere l'oggetto incastrato, poiché potrebbe peggiorare l'ostruzione.

Alimenti come noccioline, pistacchi, uva e caramelle possono essere particolarmente pericolosi e devono essere gestiti con estrema cautela. È essenziale eliminare dalla portata dei bambini tutti gli oggetti piccoli che potrebbero rappresentare un rischio di soffocamento, soprattutto quelli di forma rotonda.

Ti consiglio vivamente di partecipare a un corso di formazione sulla disostruzione delle vie aeree pediatriche, che spesso sono gratuiti e offrono preziose competenze per affrontare queste situazioni di emergenza. Puoi anche trovare tutorial online che illustrano le tecniche di pronto intervento, utilizzando parole chiave come "disostruzione delle vie aeree pediatriche" o "manovra di Heimlich".

Con un po' di preparazione e conoscenza, puoi fare la differenza nel salvare una vita al tuo piccolo.

GLOSSARIO

ACIDO FOLICO o vitamina B9, è essenziale durante la formazione dell'embrione per ridurre il rischio di malformazioni congenite come la spina bifida. È consigliato anche prima della gravidanza.

AMENORREA significa assenza di mestruazioni.

AMNIOCENTESI è un test prenatale che consente di diagnosticare con precisione lo stato di salute del feto e individuare eventuali malformazioni o anomalie cromosomiche come la sindrome di Down. Si tratta di un prelievo di liquido amniotico effettuato tra la 15ª e la 18ª settimana di gravidanza, anche se è un esame invasivo i progressi riducono i rischi, con un tasso di aborto dello 0,5-1%.

APGAR è l'indice che valuta le funzioni vitali del neonato, includendo il colorito, la frequenza cardiaca, i riflessi, il tono muscolare e l'attività respiratoria. Viene misurato a 1, 5 e 10 minuti dalla nascita.

Beta-HCG è un ormone il cui valore nel sangue può confermare la presenza di una gravidanza. I valori del Beta-HCG raddoppiano ogni 48 ore a partire dalla seconda settimana di gravidanza. Questo ormone viene monitorato attraverso analisi del sangue per confermare la gravidanza intrauterina e identificare eventuali complicazioni.

CITOMEGALOVIRUS è un virus comune che può essere pericoloso per il feto se contratto durante la gravidanza. Tuttavia, non esistono cure specifiche e lo screening non è incluso negli esami gratuiti offerti dal Sistema Sanitario Nazionale.

COLOSTRO è il primo latte prodotto dalla mamma, ricco di nutrienti, altamente digeribile e pieno di anticorpi. Dopo circa due settimane dal parto, inizia la produzione di latte materno maturo, più bianco e meno denso.

DOULA è la donna che fornisce sostegno emotivo e fisico durante la gravidanza, il parto e il periodo postpartum.

ECOGRAFIA è la tecnica di imaging che utilizza onde sonore ad alta frequenza per visualizzare il feto nell'utero materno e valutare lo stato di gravidanza.

EPIDURALE è un tipo di anestesia locale somministrata durante il travaglio per alleviare il dolore del parto. Non è obbligatoria e richiede una visita anestesiologica preventiva. Anche se spesso viene chiamata "parto indolore", è importante sapere che non elimina completamente il dolore.

EPISIOTOMIA è una procedura chirurgica che consiste nel praticare un taglio controllato al perineo per facilitare il parto e prevenire lacerazioni gravi. Viene eseguita solo se necessaria, seguendo le linee guida dell'OMS che raccomandano di mantenerne l'uso sotto il 5% dei parti.

FETO è il risultato del concepimento e si definisce tale dalla decima settimana di gestazione fino al momento del parto. Prima di questa fase si parla di embrione.

IPEREMESI GRAVIDICA è una condizione caratterizzata da grave nausea e vomito durante la gravidanza.

LAMAZE è un metodo di preparazione al parto che si concentra sulla respirazione, il rilassamento e le tecniche di gestione del dolore senza farmaci.

MASTITE è un problema causato dalla sovra-produzione di latte e dal mancato svuotamento del seno, soprattutto nelle prime settimane di allattamento. È consigliabile continuare con l'allattamento e svuotare bene il seno dopo le poppate.

OSSITOCINA è un ormone prodotto dall'ipofisi che può essere somministrato sinteticamente durante il travaglio e il parto per stimolare le contrazioni dell'utero. È conosciuto anche come "ormone dell'amore" o "ormone delle coccole".

OSTETRICA è un professionista sanitario specializzato nell'assistenza alle donne durante la gravidanza, il parto e il periodo postpartum.

PERCENTILI sono utilizzati per monitorare la crescita del bambino prima e dopo la nascita. Rappresentano la posizione del bambino rispetto ad una popolazione di riferimento. Ad esempio, un bambino al 70° percentile per il peso significa che pesa più di 30 bambini e meno di 70.

PERINEO è la zona compresa tra l'ano e la vagina. È importante mantenere questa zona elastica per agevolare il parto e ridurre la necessità di un'episiotomia. Il massaggio perineale con olio di mandorla può aiutare ad allenare questa muscolatura.

PLACENTA è un organo temporaneo che si forma nell'utero durante la gravidanza e fornisce nutrimento e ossigeno al feto attraverso il cordone ombelicale.

PODALICO indica che il bambino non è posizionato correttamente nella pancia della madre, con i piedi verso il basso anziché la testa. Questa situazione si verifica nel 2-3% delle nascite e spesso richiede un parto cesareo.

PREECLAMPSIA è una condizione caratterizzata da pressione alta e presenza di proteine nelle urine durante la gravidanza, che può essere pericolosa per la madre e il feto.

PRIMIPARA è una donna che ha il suo primo parto, mentre una nullipara non ha mai partorito. Dopo il secondo figlio si parla di pluripara.

PROGESTERONE è un ormone naturalmente prodotto dalle donne, spesso somministrato durante la gravidanza per favorire l'annidamento dell'ovulo fecondato e per adattare le dimensioni dell'utero al bambino. Può causare stitichezza e reflusso nelle donne in gravidanza.

PROLATTINA è l'ormone prodotto dalla ghiandola pituitaria che stimola la produzione di latte materno dopo il parto.

PUERPERA è una donna che ha appena partorito e sta vivendo il periodo successivo al parto, chiamato puerperio.

PLACENTA è un organo che si forma nell'utero materno durante la gravidanza e ha il compito di nutrire e proteggere il feto, oltre a ossigenare, depurare e filtrare. Viene espulsa dopo il parto.

SVEZZAMENTO è il periodo che inizia intorno al 5° o 6° mese di vita del bambino, quando inizia ad integrare le poppate con cibi semisolidi e poi solidi.

TOXOPLASMOSI è una malattia che le donne incinte devono evitare contrarre. Si trasmette attraverso il contatto con feci di gatto o con carne cruda e può essere dannosa per il feto. È necessario fare un esame del sangue per accertarsi di non averla contratta.

TRIO è un insieme di tre oggetti essenziali per i neonati: l'ovetto, il passeggino e la navetta. L'ovetto è utilizzato come primo mezzo di trasporto, il passeggino diventa indispensabile per i successivi anni, e la navetta può essere una valida alternativa alla culla nei primi mesi di vita. Questi tre elementi vengono montati su una struttura comune, chiamata telaio.

VERNIX CASEOSA è una sostanza biancastra e cerosa che copre la pelle del neonato alla nascita, proteggendola dall'ambiente uterino.

ZACCHÉO è il metodo educativo che enfatizza il contatto pelle a pelle tra il neonato e la madre subito dopo il parto per favorire il legame e l'allattamento.

RINGRAZIAMENTI

Ringrazio:

- Mia Zia, che è per me come una seconda mamma o una sorella maggiore.

- Mio Figlio, la mia trappola. La mia forza per andare avanti. L'unica persona che mi rende felice solo a guardarla.

- Mio Papà, che ho quasi rischiato di perdere improvvisamente. Che non smette mai di credere in me. Che mi incita a far sempre meglio. Che ha dedicato tante parole per spiegarmi le cose che non sapevo o che non volevo capire.

- Mia Moglie e mamma di nostro figlio. Ne abbiamo passate tante insieme, dal 2014. Rappresenta per me la felicità. Ha anche dedicato del tempo per revisionare la bozza del libro.

- Mia Mamma, che pur condividendo il mio brutto carattere farebbe di tutto per me.

- La mia ex Professoressa del liceo, che mi ha fatto odiare l'italiano. La ringrazio però per avermi fatto capire di ragionare con la mia testa. Che le cose bisogna capirle e non solo ripeterle.

Grazie a tutti.

LETTURE CONSIGLIATE

M. Ammaniti, Crescere con i figli, Mondadori, Milano 1997.

M. Cavallo, Si fa presto a dire famiglia, Laterza, Roma-Bari 2016.

A. Phillips, I no che aiutano a crescere, Feltrinelli, Milano 2013.

Doman G., Leggere a tre anni – I bambini possono, vogliono, devono leggere, Armando Editore, Roma, 1969

Hogg T., Il linguaggio segreto dei neonati, Arnoldo Mondadori Editore, Milano, 2004